Zuckerfrei leben & Intervallfasten

-

Zuckersucht beenden in 3 Tagen

-

Dauerhaft gesund abnehmen mit der Kombilösung

Von Health & Fitness Experts & Azrael Fitness

Inhalt

Vielen Dank für den Download von Sugar Detox für Anfänger: Herzlichen Glückwunsch, dass Sie den ersten Schritt tun, um Ihre Heißhungerattacken zu zügeln und Ihre Gesundheit zu verbessern. Zu lernen, wie man gesünder wird, muss nicht lange dauern. Ich weiß, dass Sie beschäftigt sind, und dennoch wollen Sie wissen, wie man am besten und effektiv Ihren Körper von den schädlichen Auswirkungen von Zucker zu entgiften. Dieses Buch wurde für Sie geschrieben. Dieses Buch ist ein No-Fluff Buch, was bedeutet, dass es nicht vollgestopft mit unnötigen Wörtern ist, nur um das Buch voller zu machen. Alles, was hier drinsteht, ist on Point, somit erhalten Sie schnell und präzise Ihre nötigen Informationen, um Ihren Heißhunger zu besiegen, indem Sie die Zucker-Detox-Diät durchführen. Sie erfahren alles, was Sie über die Anwendung einer 21-tägigen, 7-tägigen oder 3-tägigen Zuckerentgiftung wissen müssen. Wählen Sie am besten die Dauer aus, die zu Ihrem Lebensstil passt.

Sie lernen auch die Auswirkungen von:

- schlechtem Zucker auf den Körper
- wie die Zuckerentgiftung Ihnen helfen kann
- wie Sie Gewicht verlieren
- warum Zucker Krankheiten verursacht
- welche Lebensmittel Sie während der Entgiftung essen sollten
- welche zu vermeiden sind
- die Symptome und Vorteile einer Zuckerentgiftung

- der Unterschied zwischen einem natürlichen Süßstoff einem natürlich und einem künstlichen Süßstoff
- wie man während der Entgiftung auswärts essen kann
- wie man Zucker wiedereinführt
- wie man einen begrenzten Zuckerlebensstil aufrechterhält und mehr!

Als zusätzlichen Bonus enthält dieses Buch auch ein Sugar Free "Detox Friendly" Frühstück, Mittagessen, Abendessen, Salat, Suppe, Beilage, Dessert und Snacks Rezepte sowie ein 7-Tage-Beispiel Mahlzeit Plan.

Das Ziel dieses Buches ist es, Ihnen zu ermöglichen, direkt in die Zuckerentgiftung einzutauchen, die Ihren Heißhunger auslöscht, Ihre Energie erhöht, Ihnen hilft, Gewicht zu verlieren und Ihre Gesundheit zu transformieren! Herzlichen Glückwunsch noch einmal, dass Sie die Initiative ergriffen haben, Ihren süßen Zahn zu kontrollieren, anstatt ihm zu erlauben, Sie zu kontrollieren. Ihr Körper wird es Ihnen danken, dass Sie diese Entgiftung in Ihrem Leben angewendet haben!

Kapitel 1 - Ihr Körper und Zucker - Was ist Zucker?

Zucker ist der allgemeine Name für kurzkettige, lösliche Kohlenhydrate in Lebensmitteln. Diese süß schmeckenden Kohlenhydrate bestehen aus Kohlenstoff, Wasserstoff und Sauerstoff. Wie wird Zucker hergestellt? Zuckerfarmer züchten und ernten Zuckerrohr- und Zuckerrübe-pflanzen. Bei der Ernte ziehen die Bauern den Zuckersaft aus jeder Pflanze heraus und verfeinern ihn, indem sie ihn durch eine Reihe von Wasch- und Trockenzyklen durchlaufen, die den Saft in feine Zuckerkristalle verwandeln. Diese Zuckerkristalle werden als ungebleichte, nicht stark raffinierte Kristalle mit höherem Melasse Gehalt verkauft, die allgemein als Rohzucker bekannt sind. Oder die Zuckerkristalle werden als gebleichte, weiter veredelte Kristalle mit niedrigerem Melasse Gehalt verkauft, die allgemein als Haushaltszucker bekannt sind.

Wofür wird Zucker im menschlichen Körper verwendet? Glucose, ein einfacher Zucker, ist die wichtigste Energiequelle des Körpers. Es ist auch die primäre Energiequelle für das Gehirn. Wenn Glukose fehlt, sind psychische Prozesse, die geistige Anstrengung erfordern, beeinträchtigt. Das zentrale Nervensystem läuft den ganzen Tag über mit Glukose und unsere Muskeln benötigen Glukose, um bei anstrengenden Trainingseinheiten optimal zu funktionieren. Rote Blutzellen verwenden Glukose für Energie. Während der Schwangerschaft kann Glukose helfen, Zellen zu bilden und Milch zu produzieren. Um Treibstoff zu sparen, speichert der Körper zusätzliche Glukose, die für die Energie nicht benötigt wird, als eine Verbindung, die Glykogen genannt wird. Durch einen Prozess, der Glykogenese genannt wird, macht die Leber

Glykogen-Ketten bis zu Tausenden von Glukosemolekülen lang. Der Körper baut dann Glykogen in Einheiten von Glukose auf, die es für Energie nutzen kann, wenn keine Primärquellen verfügbar sind. Dies geschieht während des Schlafs, Mahlzeiten und während des Trainings, um gefährliche Tropfen im Blutzucker zu verhindern. Der menschliche Körper kann ohne Zucker nicht funktionieren. Warum bekommt Zucker dann so scharfe Kritik? Es ist nicht wegen des Guten, was Zucker tut, sondern wegen des Mangels an Nährwert, den einfacher Zucker enthält.

Der Unterschied zwischen einfachen und komplexen Kohlenhydraten

Alle Kohlenhydrate bestehen aus Zuckereinheiten. Kohlenhydrate existieren in allen Lebensmitteln außer in Fetten (wie Öle) und tierischem Eiweiß. Was verschiedene Kohlenhydrate voneinander unterscheidet, ist die Menge an Zuckereinheiten, die sie enthalten. Kohlenhydrate können in drei Unterkategorien unterteilt werden:

1. Einfache Kohlenhydrate (auch bekannt als einfacher Zucker)
2. Komplexe Kohlenhydrate (allgemein bekannt als Stärken)
3. Ballaststoffe

Schlechte Kohlenhydrate

Schlechte Kohlenhydrate sind einfache Kohlenhydrate, die aus nur einer oder zwei Zuckereinheiten bestehen. Ihre einfache Struktur ermöglicht es dem Körper, sie abzubauen und zu schnell zu verdauen, um dem Körper die richtigen Nährstoffe und Energie zu geben, die er benötigt. Die schnelle Verdauung von einfachen Kohlenhydraten bewirkt, dass sie schnell in den Blutstrom freigesetzt werden, was zu einem Anstieg des Energiepegels des Körpers führt, gefolgt von einem Energie-Crash. Weißbrot, weißer Reis, Alkohol, Softdrinks, Kuchen, Kekse und Chips sind Beispiele für schlechte Kohlenhydrate, die voll von leeren Kalorien sind. Laktose, Fruktose und Saccharose sind auch einfache Zucker. Diese sollten vermieden werden, da sie keinen Nährwert bieten.

Gute Kohlenhydrate

Gute Kohlenhydrate sind komplexe Kohlenhydrate, die mehr als zwei miteinander verknüpfte Zuckereinheiten enthalten. Komplexe Kohlenhydrate können bis drei Millionen Einheiten Zucker miteinander verbunden haben. Ihre Komplexität bewirkt, dass der Körper länger braucht, um sie zu verdauen, wodurch Glukose langsamer und gleichmäßiger in den Blutstrom freigesetzt wird als einfache Kohlenhydrate. Ballaststoffe sind eine andere Art von komplexen Kohlenhydraten. Obwohl es nicht als Energiequelle für den Körper fungiert, bietet es viele andere positive Vorteile. Ein Ballaststoff wird von Ernährungswissenschaftlern entweder als unlösliche Ballaststoff oder lösliche Ballaststoff eingestuft. Dies hängt davon ab, ob es sich in Wasser auflöst. Sowohl unlösliche als auch lösliche Ballaststoffe sind nicht in der Lage, von den Verdauungsenzymen des Körpers abgebaut zu werden. Aus diesem Grund fügen Ballaststoffe keine zusätzlichen Kalorien zu Ihrer Diät hinzu und es kann nicht in Glukose umgewandelt werden. Ballaststoffe sind wertvoll für den menschlichen Körper, weil sie nicht verdaut werden können. Unlösliche Ballaststoffe sind natürliche Abführmittel. Sie können in Vollkorn, Vollkornprodukten, Kleie, Bohnen, Karotten, Rüben, Kohl, Pflanzenstängel und Blätter gefunden werden. Es nimmt Wasser auf, hilft Ihnen, sich länger satt zu fühlen, und es hilft, festes Material schnell durch den Darm zu transportieren und Verdauungsstörungen wie Verstopfung und Divertikulitis vorzubeugen. Lösliche Ballaststoffe, die in Früchten, Gerste, Bohnen, Hafer, Reis, Samen und Seetang enthalten sind, helfen, die im Blut zirkulierende Menge an Cholesterin zu senken. Dies macht lösliche Ballaststoffe zu einer natürlichen Hilfe bei der Prävention von Herzerkrankungen.

Nicht alle einfachen Zucker sind schlecht

Alle schlechten Zucker sind einfach, aber hier wird es schwierig. Nicht alle einfachen Zucker werden als schlecht angesehen, weil es davon abhängt, woher der Zucker kommt. Zum Beispiel enthalten Bohnen, Nüsse, Vollkornprodukte, Obst und Gemüse alle einfachen Zucker, aber diese Zucker gehören zu den "Vollwertnahrungsmitteln". Dies bedeutet, dass sie nicht nur Zucker enthalten, sondern auch Mineralien, Proteine und Vitamine enthalten. Dies macht sie zu mehr als nur leere Kalorien. Alle diese Zucker sind "gute Zucker" und sie kommen natürlich in den Nahrungsmitteln vor, die die meisten von uns jeden Tag essen. Deshalb werden sie allgemein natürliche Zucker genannt. Es ist der Teelöffel raffinierten Haushaltszuckers, der zu Ihrem Kaffee hinzugefügt wird, oder das bisschen, das zu Ihrem Kochen hinzugefügt wird, das als schlecht gilt. Dieser "addierte Zucker", wie es die Gesundheitsindustrie nennt, enthält keine Mineralien oder Ballaststoffe, nur leere Kalorien.

Die Auswirkungen von schlechtem Zucker auf den Körper

Der Zuckerkonsum ist auf einem hohen Stand und beeinträchtigt unsere Gesundheit negativ. In der Tat sagen Statistiken, dass der durchschnittliche Deutsche mehr als 80 kg. Zucker pro Jahr verbraucht. Die größte Quelle der Zucker-Kalorienaufnahme in Deutschland kommt aus Maissirup mit hohem Fructose Gehalt. Softdrinks, Sportgetränke und Fruchtsäfte sind alle mit Zucker beladen. Es gibt auch viele Nahrungsmittel, die versteckten Zucker enthalten. Verarbeitete Lebensmittel wie Brezeln, abgefüllte Nudelsauce, Bologna, Worcestershire Sauce, Barbecue-Sauce und Käseaufstrich enthalten auch viel Zucker. Heutzutage enthalten die meisten Säuglingsnahrungen das ZuckerÄquivalent einer Dose Cola. Babys werden daher metabolisch programmiert, um vom ersten Tag an Zucker-abhängig zu sein. Die meisten Menschen assoziieren hohe Zuckeraufnahme mit Gewichtszunahme. Sie wissen jedoch nicht, dass Gewichtszunahme nur eine negative Nebenwirkung von Zucker ist. Zucker kann sehr schädlich für den Körper sein, weil er alle Arten von lebensbedrohlichen Krankheiten verursachen kann. Es kann auch schädliche äußere und innere körperliche Auswirkungen haben, die nicht lebensbedrohlich sind, aber die Lebensqualität beeinträchtigen.

Warum Zucker Krankheiten verursacht

Eine übermäßige Aufnahme von Zucker bewirkt, dass zusätzliche Zuckermoleküle im Blutkreislauf verbleiben. Zucker, der im Blut nicht mehr gebraucht wird, muss gelagert werden, damit er sich später im gesamten Körper an Proteinmoleküle bindet. Diese Protein-Zucker-Komplexe, sogenannte Advanced Glycation End-Produkte, verursachen massive Entzündungen im Körper sowie Gewebeschäden und vorzeitiges Altern. Viele der Krankheiten, die wir mit dem Altern verbinden, werden durch diesen Prozess verursacht. Normalerweise ist eine Entzündung eine natürliche Immunantwort. Schmerzen, Schwellungen und Rötungen sind normalerweise positive Anzeichen dafür, dass der Körper daran arbeitet, Gewebe zu reparieren und eine Wunde zu heilen. Dies wird als akute Entzündung bezeichnet. Chronische Entzündung ist, wenn Ihr Körper nicht mehr in der Lage ist, die Entzündungsreaktion auszuschalten, und beginnt, gesundes Gewebe anzugreifen, weil es das für etwas Schädliches hält. Im Jahr 2004 nannte das Time Magazine die Entzündung "The Secret Killer", denn wenn es lautlos außer Kontrolle gerät, kann es die Darmschleimhaut schädigen und Verdauungsprobleme verursachen, es kann Arterien im Herzen schädigen und Herzkrankheiten verursachen, und es kann Gelenke schädigen und rheumatoide Arthritis verursachen. Offensichtlich tragen auch Dinge wie Schlafentzug, Stress, Bakterien, Viren und Umweltgifte (um nur einige zu nennen) zu chronischen Entzündungen bei. Die Kontrolle der Zuckeraufnahme ist nur eine der Möglichkeiten, das Risiko der Entstehung von Krankheiten durch chronische Entzündungen bewusst zu vermeiden. Eine Ernährung mit hohem Zuckergehalt kann die folgenden unerwünschten Zustände und Beschwerden hervorrufen.

Gewichtszunahme

Heute leiden 32 % der Deutschen an Fettleibigkeit und ein weiteres Drittel gilt als übergewichtig. Diese Zahl hat sich seit 1975 mehr als verdoppelt, als die Fettleibigkeitsrate in Deutschland nur 15 % betrug. Übergewicht erhöht das Risiko von Herzerkrankungen, Diabetes und Nierenerkrankungen. Der Verzehr von Zucker, der nicht in der Kategorie "Vollwertkost" enthalten ist, bedeutet den Verzehr leerer Kalorien. Leere Kalorien bedeutet... .Sie haben es erraten, Gewichtszunahme! Wenn Sie zu viel Zucker essen, setzt die Bauchspeicheldrüse Insulin frei, um mit dem Ansturm von Zucker, der in den Körper gelangt, fertig zu werden. Dies ist wie ein Alarm in der Leber, der darauf hinweist, dass der komplexe und einfache Zucker in Glukose umgewandelt wird, damit unser Körper sie als Energie nutzen kann. Wenn nicht die gesamte produzierte Glukose verwendet wird, arbeitet die Leber wieder daran, die Glukose in Glykogen umzuwandeln. Es sendet es dann aus, um in den Muskeln und im Fettgewebe gespeichert zu werden. Glykogen wird schließlich für Energie verwendet.
Das ist eine gute Sache, oder? Es gibt nur ein Problem. Der Körper speichert nur 12 Stunden Glykogen und der Rest wird von der Leber in nichts als Fett umgewandelt.

Das Problem mit Fructose

Zucker und Maissirup mit hohem Fructose Gehalt enthalten sowohl Glucose als auch Fructose. Fruktose ist kein natürlicher Bestandteil unseres Stoffwechsels und nur wenige Zellen im Körper können sie nutzen. Es wird durch die Leber metabolisiert und dort wird es in Fett umgewandelt, das dann in das Blut abgesondert wird. Fruktose verursacht eine Insulinresistenz und erhöht die Insulinspiegel im Blut, die selektiv Energie von Nahrungsmitteln in Fettzellen abgeben. Dies verursacht Gewichtszunahme. Fruktose bewirkt auch, dass das Gehirn Leptin widerstehen kann, was bedeutet, dass das Gehirn nicht das ganze gespeicherte Fett im Körper sehen kann. Dies lässt vermuten, dass der Körper hungert. Als Ergebnis wird ein Drang ausgelöst, weiter zu essen, wenn Sie nicht essen müssen. Dies führt zu einer Gewichtszunahme. Fruktose macht Sie auch nach den Mahlzeiten nicht satt. Es führt nur zu einer Steigerung der Kalorienaufnahme und letztlich zur Gewichtszunahme.

Hautprobleme

Die Dermatologin Dr. Patricia Ferris, eine Spezialistin für alternde Haut, stellte fest, dass viele Frauen, die eine Heilung für ihre alternde Haut suchten, eines gemeinsam hatten. Ihre Haut hatte nicht die üblichen Symptome von Sonnenschäden, die sie vermutete, aber sie war sehr faltig und hatte einen erheblichen Elastizitätsverlust. Der einzige rote Faden bei all diesen Frauen war, dass sie eine Ernährung hatten, die aus schlechter Ernährung und übermäßigem Zuckerkonsum bestand. "Die Forschung zeigt, dass eine Ernährung, die mit Zucker und raffinierten Kohlenhydraten versetzt ist, die Haut mehr als ein Leben lang in der Sonne altern lässt", sagte Dr. Ferris. Der Prozess, der Zucker und vorzeitiges Altern verbindet, wird Glykation genannt. Wie oben erwähnt, tritt Glykation auf, wenn Blutzuckerspiegel übermäßig hoch sind. Zuckermoleküle verbinden sich mit anderen Komponenten im Blut und bilden Protein-Zucker-Komplexe, die als Advanced Glycation

End-Products oder AGEs bekannt sind. Dies löst eine Entzündungsreaktion aus, die Gewebeschäden und vorzeitige Alterung verursacht. Die Moleküle in Ihrem Gesicht, die einen jugendlichen Glanz fördern, sind sehr empfindlich gegen Zucker. Wenn Kollagen und Elastinmoleküle in AGE umgewandelt werden, werden ihre weichen und geschmeidigen Fasern starr. Dies verursacht schlaffe, sackartige, faltige Haut. Wenn Sie Zucker und raffinierte Kohlenhydrate essen, greifen Sie gezielt Ihr eigenes Kollagen und Elastin an und zerstören somit Ihr eigenes Aussehen der Jugend. Dies verursacht auch Defekte in Ihrem Teint wie Trockenheit, Anfälligkeit für Infektionen und Akne. Dr. Ferris empfiehlt, dass eines der besten Dinge, die Sie für Ihre Haut tun können, ist, Zucker mit Äpfeln und anderen Lebensmitteln zu ersetzen, die anti-glykosierende Antioxidantien enthalten, die Chemikalien sind, die den Glykationsprozess auf natürliche Weise bekämpfen.

Diabetes

Das Zentrum für Krankheitskontrolle schätzt, dass bis zum Jahr 2050 jeder dritte Deutsche an Diabetes leiden wird. Dies kann verhindert werden, wenn wir uns besser ernähren, mehr Sport treiben und unseren Zuckerkonsum senken. Diabetes oder Diabetes mellitus, ist eine häufige Krankheit, die durch eine hohe Zucker- und fettreiche Ernährung verursacht wird. Diabetes tritt auf, wenn die Bauchspeicheldrüse nicht genügend Insulin produziert, wenn der Blutzucker steigt. Eine konzentrierte Menge Zucker, die in das System geschickt wird, bewirkt, dass der Körper aufgrund des schnellen Anstiegs des Blutzuckerspiegels in einen Schockzustand gerät. Schließlich verschleißt die Bauchspeicheldrüse durch Überlastung und

Diabetes setzt ein. Übergewicht und Essen mit hohem Zuckergehalt sind Faktoren, die zu dieser Krankheit beitragen. Ein schlecht kontrollierter Diabetes kann zu psychischen Störungen, Hörverlust, Schlaganfall, Augenkomplikationen und allgemeinen Kreislaufproblemen an den Extremitäten des Körpers führen.

Hypoglykämie

Hypoglykämie tritt auf, wenn die Bauchspeicheldrüse zu viel Zucker im Blut registriert und darauf überreagiert und einen Überschuss an Insulin freisetzt. Dies führt dazu, dass sich das Individuum müde fühlt, weil der Blutzuckerspiegel niedriger sinkt, als er sollte. Herzkrankheit-Studien zeigen, dass eine Ernährung mit hohem Zuckergehalt das Risiko des Körpers erhöht, eine Herzkrankheit zu entwickeln, insbesondere bei Frauen. Während die genaue Menge an Zucker, die benötigt wird, um diese Veränderung herbeizuführen, nicht von Fachleuten bestimmt wurde, hat sich gezeigt, dass etwas so Einfaches wie ein Erfrischungsgetränk pro Tag das Risiko für manche Menschen verdoppeln oder sogar verdreifachen kann. Da Zucker zu Bluthochdruck und ungesundem Cholesterinspiegel beiträgt, ist es nur logisch, dass die Herzkrankheit aufgrund einer zu hohen Zuckerdiät knapp zurückliegt.

Konzentrationsschwäche

Ein anderes ernstes Problem mit Zucker ist die verschiedenen Ebenen der psychischen Probleme, die es verursachen kann. Das menschliche Gehirn ist sehr empfindlich und reagiert auf schnelle chemische

Veränderungen im Körper. Einer der Schlüssel für eine effiziente Gehirnfunktion ist Glutaminsäure, die häufig in vielen Gemüsesorten vorkommt. Wenn Zucker verbraucht wird, beginnen die Bakterien im Darm, die Vitamin B-Komplexe herstellen, zu sterben. Wenn der Vitamin B Spiegel abnimmt, wird die Glutaminsäure nicht verarbeitet und dies führt zu Schläfrigkeit sowie zu einer verminderten Fähigkeit zur Kurzzeitgedächtnisfunktion und numerischen Rechenfähigkeiten. Es führt auch zu einem verwirrten Geisteszustand und wurde auch mit Jugend-kriminellem Verhalten in Verbindung gebracht. Tatsächlich sagt Dr. Alexander Schauß in seinem Buch "Diet, Crime and Delinquency", dass "viele Insassen und Gefängnisinsassen Sugarholics sind und erratische emotionale Ausbrüche nach einem Zuckerrausch erleben." Die Forschung zeigt auch, dass Zucker "freie Radikale" im Gehirn verursachen kann, die es schwierig machen, sich sowohl auf niedere als auch komplizierte Aufgaben zu konzentrieren. Es kann auch schwierig sein, zuzuhören und aufmerksam zu sein.

Schlaflosigkeit

Eine der Funktionen des Stresshormons Cortisol besteht darin, den Glukosespiegel des Körpers zu regulieren, um sicherzustellen, dass die Muskeln, das Herz und die lebenswichtigen Organe genügend Glukose (Energie) haben, um das zu tun, was sie am besten können. Höhen und Tiefen von Insulin und Glukose können Cortisol im Körper erhöhen, wodurch der Körper physisch gestresst wird, mit verschwitzten Händen und einem klopfenden Herzen. Das macht es schwer zu schlafen, weil Ihr Körper sich so anfühlt, als würde er einen Marathon laufen.

Zucker macht das Blut sehr dick und klebrig. Dies hemmt den Blutfluss in die winzigen Kapillaren, die das Zahnfleisch und die Zähne mit lebenswichtigen Nährstoffen versorgen. Dies verursacht Zahnfleischerkrankungen sowie Zähne, die Mangel an notwendigen Nährstoffen haben. Kaugummi kann auch schädlich sein, nicht nur wegen des Zuckergehalts im Zahnfleisch, der die Zähne schädigt, sondern weil die Zähne und Kiefer niemals dafür ausgelegt sind, mehr als ein paar Minuten zu kauen pro Tag. Menschen, die gerne Kaugummi essen, kauen täglich durchschnittlich zwei Stunden. Diese Menge an Kaugummikauen führt zu übermäßiger Abnutzung des Kieferknochens, des Zahnfleischgewebes und der unteren Molaren. Es kann auch die Ausrichtung des Kiefers ändern.

Andere Zuckerstörungen

Zucker spielt auch eine wichtige Rolle bei Alzheimer, Arteriosklerose, Katarakten, Depressionen und anderen Krankheiten.

Kapitel 2 - Zucker und Sucht - Zuckerabhängigkeit

Viele Ernährungsexperten sagen, dass raffinierter Zucker so schädlich ist wie ein Medikament, besonders wenn es in den Mengen konsumiert wird, die der durchschnittliche Deutsche konsumiert. Bei der Raffination wird weißer Zucker zu reinen Kohlenhydraten reduziert. Es enthält keine

Fette, Enzyme, Vitamine, Mineralien oder Proteine. Dies macht es zu einem Non-Food. Es ist einfach eine reine Chemikalie, die aus pflanzlichen Quellen stammt, von denen viele sagen, dass sie reiner ist als Kokain. Studien zeigen, dass Zucker tatsächlich dazu führt, dass das Gehirn auf ähnliche Weise reagiert wie bei den Opiaten Heroin oder Morphin. Zucker kann eine euphorische Wirkung auf Körper und Geist haben. Wir versuchen natürlich dasselbe "euphorische" Gefühl zu erreichen, jedes Mal, wenn wir Zucker konsumieren und wie alle Drogen, zwingt es uns, mehr Zucker zu konsumieren, um das gleiche "Hoch" zu erzeugen, dass wir vorher bei einer kleineren Menge Zucker hatten. Experimente, die sowohl an Tieren als auch an Menschen durchgeführt wurden, zeigen, dass die plötzliche Entfernung von Zucker im Körper zu Entzugserscheinungen führt, die denen ähnlich sind, die aus einem Betäubungsmittel kommen. Die chemische Abhängigkeit des Körpers von Zucker führt zu Angst, Verlangen und sogar zu "Erschütterungen" bei den Süchtigen, wenn er entfernt wird. Ein gesundes gut funktionierendes Verdauungssystem kann täglich zwei bis vier Teelöffel Zucker ohne Probleme verdauen und eliminieren. Eine Dose Cola mit 0,33 ml enthält 10,5 Teelöffel Zucker. Das schließt nicht einmal andere (zuckerhaltige) Nahrungsmittel oder Getränke ein, die an einem Tag zusammen mit dieser Dose Cola verbraucht werden. Die Wahrheit ist, dass eine durchschnittliche Person sechsundzwanzig Teelöffel Zucker pro Tag verbraucht. Das sind sechs bis zwölfmal mehr, als der Körper bewältigen kann. Der nationale Gesundheitsdienst empfiehlt: 70 Gramm Zucker pro Tag für Männer und 50 Gramm Zucker pro Tag für Frauen.

Sind Sie süchtig nach Zucker?

Könnten Sie süchtig nach Zucker sein und es nicht wissen? Einige Forscher sagen, dass die meisten von uns es sind und es ist nicht so schwer, es herauszufinden. Stellen Sie sich diese Fragen, um zu sehen, ob Sie süchtig nach Zucker sind.... Wenn Sie darüber nachdenken, Zucker aus Ihrer Ernährung zu entfernen, machen Sie sich Sorgen um das Ausschneiden bestimmter Nahrungsmittel, die Sie regelmäßig essen? Essen Sie bestimmte Lebensmittel, auch wenn Sie nicht hungrig sind und vor allem, weil Sie sich danach sehnen? Überessen Sie häufig? Fühlen Sie sich müde oder vielleicht sogar träge, nachdem Sie zu viel gegessen haben? Haben Sie Schwierigkeiten, bei einer Kugel Eis zu bleiben? Haben Sie gesundheitliche Probleme aufgrund Ihrer Ernährung, können aber nicht die Änderungen vornehmen, die Sie benötigen, um sich selbst zu helfen? Fällt es Ihnen schwer, an einem zuckerhaltigen Leckerbissen vorbeizulaufen, ohne sich einen zu gönnen? Haben Sie unbewusste Routinen rund um Zucker aufgebaut, wie einen Donut mit Ihrem Morgenkaffee? Gibt es Zeiten an Ihrem Tag, bei denen Sie das Gefühl haben, dass Sie es ohne einen Zuckerschub nicht schaffen können? Entwickeln Sie Stimmungsschwankungen und Kopfschmerzen, wenn Sie einen Tag ohne Zucker verbringen?

Kapitel 3 - Zuckerentgiftung - Was ist eine Entgiftung?

Detox, kurz für Entgiftung, ist eine natürliche Art der Reinigung des Körpers von schädlichen Giftstoffen, die durch Umweltgifte oder durch die Ernährung in den Körper gelangen. Wenn sie im Körper verbleiben, können sie

Nebenwirkungen, Krankheiten und Tod verursachen. Während einer Entgiftung arbeiten die Lungen, die Haut, die Nieren, der Darm, die Leber und das Lymphsystem zusammen, um Toxine in weniger schädliche Verbindungen zu verwandeln, die aus dem Körper ausgeschieden werden können. Eine Detox-Diät ist eine Möglichkeit, um Umweltgifte und Nahrungsgifte aus dem Körper zu entfernen. Es gibt drei Ziele einer Entgiftungsdiät:

1. Die Aufnahme von Vitaminen, Mineralien, Antioxidantien und Nährstoffen zu erhöhen, die dem Körper helfen können, sich selbst zu reparieren und zu reinigen.
2. Minimierung der Menge an Chemikalien, die durch den Verzehr von Bio-Lebensmitteln in den Körper gelangen.
3. Um die Aufnahme von ballaststoffreichen Lebensmitteln und Wasser zu erhöhen, die es dem Körper ermöglichen, schädliche Giftstoffe auszuscheiden.

Warum eine Zucker Detox Diät?

Ärzte im ganzen Land behaupten, dass der einzige Weg, um den Fluch des Zuckers aus Ihrem Körper entfernen, ein natürlicher Prozess der Beseitigung des Toxins (Zucker) ist. Es ist, als würde man das Pflaster abreißen. Eine Entgiftung ist der schnellste Weg, um effektiv Zucker aus Ihrem System zu entfernen. Brechen Sie den gefährlichen Zyklus des ungesunden Zucker-Heißhungers und machen Sie einen Neuanfang. Solange Sie nicht schwanger sind, stillen oder große Probleme mit Insulin oder Blutzucker haben, sollte eine Zuckerentgiftung für Sie möglich sein.

Wie wird die Sugar-Detox-Diät Ihnen helfen, Gewicht zu verlieren?

Denken Sie daran, dass Glucose in Glykogen umgewandelt und dann im Körper gespeichert wird. Wenn Ihrem Körper kein Zucker mehr als Energie zur Verfügung steht, übernimmt die Leber die Aufgabe, selbst Zucker zu erzeugen! Wie? Indem sie das umgewandelte Glykogen (das gespeicherte Körperfett) aufbricht und es wieder in Glukose umwandelt. Dadurch wird das Fett abgebaut und daraus brennbarer Zucker zur Energiegewinnung hergestellt!

Kapitel 4 - Die 21 Tage Zucker Detox Diät

Wie funktioniert die Sugar Detox Diät?

Befolgen Sie diese drei Schritte sorgfältig, um die besten Ergebnisse aus der Diät zu erhalten:

1. Entfernen Sie Zucker und einfache Kohlenhydrate für 21 Tage aus Ihrer Ernährung.
2. Essen Sie nichts auf der Liste "Zu vermeidende Lebensmittel".
3. Essen Sie nur Lebensmittel in der Liste "Gute Lebensmittel".
4. Wenn Sie durcheinanderkommen und nachgeben, beginnen Sie vom ersten Tag an. Auf den nächsten Seiten finden Sie eine Liste mit Lebensmitteln, die Sie bei der Zuckerentgiftung vermeiden sollten. Achten Sie darauf, viele der guten Lebensmittel für 21 Tage zu essen und bleiben Sie weg von den schlechten

Lebensmitteln. Disziplin über das Essen zu einzuhalten, ist der Schlüssel zur Entgiftung Ihres Körpers. Denken Sie auch daran, genug Wasser zu trinken während der Entgiftung.

Gute Lebensmittel

<u>Tierproteine:</u> Rindfleisch, Bison, Hühnchen und Wurstwaren wie Schinken, Pancetta, Speck etc. Eier, Lamm, Schweinefleisch, Würstchen, Schalentiere (Garnelen, Muscheln, Venusmuscheln, Austern) und andere Meeresfrüchte, Thunfisch, Truthahn, Kalb, Weißfisch, Wildlachs.

<u>Gemüse, die nicht stärkehaltig sind</u>: Alfalfa Sprossen, alle Blattgemüse, Artischocken, Spargel, Bambussprossen, Bohnenkohl Bok Choy, Brokkoli, Rosenkohl, Kohl, Karotten, Blumenkohl, Sellerie, Mangold Chinakohl, Kohl, Gurke, Daikon, Aubergine, Fenchel, Knoblauch, Ingwer, Grüne Bohnen, Jicama Kohl, Lauch, Salat, Pilze, Okra Zwiebeln, Pastinaken, Paprika (alle Arten), Radicchio Radieschen, Rhabarber, Rutabaga Schalotten / grüne Zwiebeln, Erbsenschnaps, Erbsen, Spaghettikürbis, Spinat, Mangold Tomatenrüben, Gelbkürbis, Wasserkastanien, Brunnenkresse, Zucchini.

<u>Früchte:</u> Zitronen Limetten

<u>Nüsse:</u> Nüsse und Samen: ganz, zu Mehl gemahlen oder zu Butter verarbeitet Paranüsse, Walnüsse, Haselnüsse, Mandelmehl, Mandelmehl, Pekannüsse, Macadamias, Pinienkerne und Pistazien (keine Erdnüsse oder Cashewnüsse)

Kokosnuss in allen ungesüßten Formen: Kokosnuss, Kokosmehl, getrocknete Kokosnuss. Kokoszucker ist nicht erlaubt.

Samen: Aprikosenkerne Chia Samen Kakao (100%) ist akzeptabel. Leinsamen, Hanfsamen, Kürbissamen, Sesamsamen, Sonnenblumenkerne, Tahini

Fette: Gesättigte Fette aus tierischen Quellen - Butter, Ghee, Entenfett, Hühnerfett, Lamm fett, Schmalz. Gras gefüttert und Bio sind am besten. Gesättigte Fette aus pflanzlichen Quellen - Kokosöl, Palmöl. Bio und nicht raffiniert sind am besten.

KOCHÖLE: Speck oder Schweinefett Rinderfett Butter / Ghee (geklärte Butter) Kakaobutter, Kokosöl, Entenfett, Palmöl. Öle nur für den kalten Gebrauch: Avocadoöl, natives Olivenöl extra, Leinöl - durch mehrfach ungesättigte Fettsäuren in sehr geringen Mengen zu verwenden Nussöle - Macadamiaöl, Walnussöl, Pekanöl, Reiskleieöl.

Getränke: Kaffee, Tees (grün, schwarz, Kräuter, weiß) - ohne Zucker Nussmilch - ungesüßte Mandelmilch, Kokosmilch Wasser, Sodawasser, Selters, Mineralwasser.

Verschiedenes: Alle Gewürze sind erlaubt - bei vor gemischten Mischungen auf versteckte Zutaten prüfen. Kapern, Fischsauce, scharfe Soße, Tomatenmark, glutenfreier Senf, Backpulver, Kokosnuss-Aminos, Seetang Flocken, japanische essbare Seetang hausgemachte Brühe, Ketchup, Mayonnaise, Salat Dressings Hummus - stellen Sie sicher dass es, mit Blumenkohl gemacht wurde. Vanille-Extrakt, Vanille-Extrakt, Mandel-Extrakt Essig - Balsamico, Apfelwein, Rotwein, Weiß, Sherry und destilliert

Lebensmittel, die zu vermeiden sind

Verwenden Sie die Richtlinie "Wenn Sie Zweifel haben, lassen Sie es", wenn es darum geht zu wissen, welche Lebensmittel zu vermeiden sind. Wenn ein Lebensmittel süß schmeckt und nicht auf der Liste der guten Lebensmittel steht, lassen Sie es aus.

Raffinierte Kohlenhydrate: Brot aller Art Getreide, Müsli, Chips, Cracker, Pasta (einschließlich Couscous und Orzo) Verarbeitete Körner - Reiskuchen, Hafer, Popcorn, Süße Leckereien wie Cupcakes, Brownies, Süßigkeiten, Kuchen, Kekse, Gebäck, Muffins

Verarbeiteten Lebensmittel:
Lassen Sie alle verarbeiteten und genetisch veränderten Lebensmittel aus

Stärkehaltiges Gemüse: Maiskörner Polenta, Yams, Plantain Süßkartoffeln und normale Kartoffeln, Tapioka.

Getreide: Alles aus Weizen, Gerste, Kamut, Dinkel, Roggen Mehle aus Getreide oder Bohnen (Weizenmehl, Linsenmehl, Kichererbsenmehl, Dinkelmehl)

Bohnen und Sojaprodukte, Nüsse: Cashew-Erdnüsse

Fette und Öle: Butter, Hoch verarbeitete ungesättigte Öle wie Maisöl, Rapsöl, Sonnenblumenöl, Pflanzenöl, Traubenkernöl, Sojaöl, Reiskleieöl und Distelöl, die an der Luft leicht oxidieren , Hitze oder Licht hydrierte oder teilweise hydrierte Öle, Margarine

Zucker oder Süßigkeiten: Kein Zucker ist erlaubt. Es dürfen keine natürlichen Süßstoffe, natürliche Süßstoffe oder künstliche Süßstoffe jeglicher Art verwendet werden. Kein Kokoszucker Produkte, die "zuckerfrei", "Diät" oder "künstlich gesüßt". Alkohol, Saft und andere süß schmeckende Getränke (ohne Kräutertees), Milch und Milchprodukte, Proteinpulver, die mehr als eine Zutat haben, Sodas (einschließlich Diät-Limonaden)

Verschiedene:

Hummus aus Kichererbsen oder Bohnen Sojasauce Shop gekauft Brühe, Ketchup, Mayonnaise, Salat Dressings.

Kapitel 5 - Der 3-Tage-Zucker-Detox

Wenn Sie eine Zuckerentgiftung wünschen, die kürzer als 21 Tage ist, dann verpflichten Sie sich zu dieser einfachen dreitägigen Zuckerentgiftung, die den Grundregeln folgt: Keine Frucht (abgesehen von Limonen und Zitronen), keine Stärken, kein Weizen, keine Molke, kein Zucker. Ernährungsberaterin Brooke Alpert und die Dermatologin Dr. Patricia Farris entwickelte diese einfache Methode, um Ihre Zuckersucht zu besiegen. Alpert und Farris sagen, dass Sie mit dieser schnellen Zuckerentgiftung in nur drei Tagen anfangen können, die Anzeichen von vorzeitiger Alterung und Gewichtszunahme durch Zucker umzukehren. Sie behaupten auch, dass diese Mini-Entgiftung Ihnen helfen kann, sich von der Zuckersucht sofort zu befreien. Nach der dreitägigen Zuckerentgiftung empfehlen Alpert und Farris einen vierwöchigen Ernährungsplan mit zuckerfreien Rezepten. Das nächste Buch in dieser Box ist mein zuckerfrei Rezepte Buch. Dieses Buch hilft Ihnen, einen zuckerfreien Lebensstil beizubehalten!

Der 3-Tages-Zucker-Detox

TAG EINS:
Frühstück - drei Rührei

Mittagsimbiss - eine Handvoll Nüsse (keine Erdnüsse oder Cashewkerne) Mittagessen - Pochierte Hähnchenbrust mit gemischtem Gemüse und einer halben Avocado.

Nachmittagssnack - geschnittene Paprika mit zwei Esslöffeln Spinat Hummus Abendessen - Edamame mit Lachs und rohem Brokkoli und Pilze.

<u>TAG ZWEI:</u>

Frühstück - sautierten Spinat mit drei Rühreiern
Snack - eine Handvoll Nüsse (keine Erdnüsse oder Cashewnüsse)

Mittagessen - Thunfisch Niçoise Salat (siehe Rezept in Kapitel 14 unter Salate) Snack - geschnittene Paprika mit Hummus (nicht aus Kichererbsen oder Bohnen) Abendessen - Schweinefilet sautiert Rosenkohl und Champignons mit Salat und Avocado.

<u>TAG DREI:</u>

Frühstück - Omelette mit Garnelen, sautierten Spinat, Estragon und drei Eiern Snack - eine Handvoll Nüsse (keine Erdnüsse oder Cashewnüsse)

Mittagessen - gegrillte Truthahn Burger mit Salat, Tomatenscheiben und sautierten Champignons. Kohlchips auf der Seite.

Snack - geschnittene Paprikaschoten mit Hummus (nicht aus Kichererbsen oder Bohnen)

Abendessen - gebackener Kabeljau über Bok Choy und gemischter   Salat

Getränke, die an den drei Tagen erlaubt sind:
Eine Tasse ungesüßten schwarzen Kaffee pro Tag.
Ungesüßter Grün- und / oder Kräutertee in unbegrenzten Mengen
Ein Minimum von 2,5 Liter Wasser pro Tag (ca. 8 Tassen)

Bonus: Kapitel 6 - Beispiel Mahlzeit-Plan für eine 7-tägige Zuckerentgiftung

Die siebentägige Zuckerentgiftung basiert auf der Liste "Gute Lebensmittel" und "Zu vermeidende Lebensmittel" in Kapitel 4. Sie können beim Erstellen Ihrer Platte eine beliebige Kombination von Lebensmitteln aus der Liste "Gute Lebensmittel" verwenden. Stellen Sie sicher, dass Sie Ihre Gerichte in dieser Reihenfolge zusammenstellen: Proteine, Fett, und Gemüse sorgen Sie dafür, dass Sie während des Tages regelmäßig kleine Mahlzeiten essen. Ordnen Sie Ihr Essen ähnlich wie die 3-Tage-Zucker-Entgiftung: Frühstück, Snack, Mittagessen, Snack, Dinner. Achten Sie auch darauf, der "Gute Lebensmittel"-Liste sorgfältig zu folgen, um das Beste aus Ihrer 7-tägigen Zucker-Entgiftung zu bekommen. Das nächste Kapitel enthält spezielle Bonus-Tipps, die Ihnen helfen, Ihre Zuckerentgiftungsergebnisse zu maximieren.

Kapitel 7 - Sieben Tage Zucker Detox Bonus Tipps

Trinken Sie mehr Flüssigkeit.

Versuchen Sie Ihr Bestes, um jeden Tag drei Liter Wasser zu trinken. Seien Sie kreativ, indem Sie Kräutertees, Quellwasser, Wasser mit Limonen, Gemüsesaft und gereinigtes Wasser trinken. Zitronensaft, um den Tag zu beginnen. Trinken Sie ein 250-ml-Glas warmen (oder Zimmertemperatur) Zitronensaft am Morgen, um den Verdauungsprozess zu aktivieren und Ihr System zu reinigen.
Wie Sie dieses Zitronensaftgetränk machen:

Zutaten: 250 ml warmes (oder Raumtemperatur) gereinigtes Wasser mit 1/2 Zitrone - stellen Sie sicher, dass es eine Bio-Zitrone ist.

Zubereitung: Drücken Sie eine halbe Zitrone in das Glas Wasser und trinken es. Hinweis: Es wird empfohlen, eine Bio-Zitrone und gereinigtes Wasser zu verwenden, da Sie dieses Getränk verwenden, um Giftstoffe aus Ihrem Körper zu spülen. Je sauberer das Essen und Trinken, desto besser die Ergebnisse. Um einen guten Blutzuckerspiegel aufrechtzuerhalten, essen Sie alle zwei oder drei Stunden.

Regelmäßig Sport treiben

Mindestens eine Stunde pro Tag trainieren ist großartig für Ihre allgemeine Gesundheit. Es hilft Ihrer Zuckerentgiftung, indem es Ihre Herzfrequenz erhöht und die Blutzirkulation in Ihrem Körper verbessert, die wiederum Schweiß verursacht, der die Giftstoffe vom Körper freigibt. Seien Sie vorsichtig beim Essen. Versuchen Sie, Ihr Essen 14mal vor dem Schlucken zu kauen. Wenn Sie Achtsamkeit auf den inneren Verdauungsprozess bringen, schaffen Sie Harmonie von innen und außen.

Rohe Lebensmittel

Anstatt gekochtes Essen versuchen Sie es mit rohem Essen. Rohkost enthält mehr Enzyme und Nährstoffe, die Ihrem Körper helfen, optimal zu funktionieren.

Meditation

Sie fragen sich vielleicht, was Meditation mit einer Zuckerentgiftung zu tun hat. Der Geist hat eine starke Fähigkeit, unser allgemeines Wohlbefinden zu beeinflussen. Zum Beispiel kann jemand, der abnehmen möchte aber an Depressionen leidet, seine eigenen Ziele für die Gewichtsabnahme nur durch die Art und Weise, wie er denkt, hemmen, auch wenn er jeden Tag kräftig trainiert. Es ist wichtig, während der Zuckerentgiftung den Geist ruhig und sauber zu halten. Dies hilft Ihrem Körper dabei, die schädlichen Auswirkungen von Zucker freizusetzen und eine neue Art des Essens anzunehmen. Beginnen Sie Ihren Tag mit einer 30-minütigen Meditation jeden Tag. Kaufen Sie sich ein Buch, dass Ihnen zeigt, wie Sie richtig meditieren.

Meine Empfehlung zur Meditation:
https://www.amazon.de/dp/B07C22PYXN

Kapitel 8 - Symptome und Vorteile einer Zuckerentgiftung

Sie denken vielleicht, eine Entgiftung wird leicht? Es sollte ein Klacks für Sie sein, richtig? Nein! Fachleute stimmen zu, dass Ihr Verlangen mit Ihnen nicht übereinstimmen wird, wie einfach diese Diät auch scheinen mag. Wird es zunächst unbequem sein? Ja. Wird es einfach sein? Nein. Studien zeigen, dass es schwieriger sein kann, die Zuckergewohnheit zu bekämpfen, als Kokain aufzugeben. Die Tatsache, dass Zucker so leicht zugänglich ist, macht es noch schlimmer.

Symptome

Während einer Zuckerentgiftung werden Sie wahrscheinlich die folgenden Symptome an den ersten oder zweiten Tag bemerken: Kopfschmerzen, Grippeähnliche Symptome, Lethargie, Schlafstörungen, Durchfall, Verstopfung, Hautausschläge, Blähungen, Körpergeruch, schlechter Atem, gereizter als normal, Überempfindlichkeit.

Die Bedeutung einer "Heilungskrise"

Ernährungswissenschaftler, Physiotherapeuten und andere, die in gesundheitsbezogenen Bereichen tätig sind, werden Ihnen sagen, dass ein schlechteres Gefühl bedeuten kann, dass auf dem richtigen Weg sind. Die unerwünschten Symptome, die bei einer Entgiftung auftreten können, werden als "heilende Krise" bezeichnet und dauern normalerweise nur die ersten Tage einer Entgiftung an. Denken Sie daran, unsere Körper reinigen sich von innen nach außen. Dies könnte eine ziemlich intensive Reinigung und Desinfektion bedeuten. Deshalb ist es ganz natürlich, ein paar Schritte zurückzugehen, bevor Sie weitermachen können.

Leistungen

Ihr Heißhunger auf Zucker wird sich erhöhen und etwa 3-4 Tage anhalten. Es wird Ihre gesamte Willenskraft brauchen, um nicht in einen Eimer mit Sorbet zu tauchen oder Ihr Gesicht mit granulierten Erdbeeren zu bedecken. Warum durchhalten? Wenn die Zucker Detox Diät vorbei ist, werden Sie Folgendes feststellen: Verlorenes Fett verjüngt Ihre Haut mit den Jahren, die Sie verloren geglaubt haben. Akne, die Sie seit Beginn der Sucht bekämpft haben, verschwindet. Vermindert Ihr Ekzem, erhöht Ihren Geschmackssinn, damit gesunde Lebensmittel besser schmecken. Sie werden auch feststellen, dass Sie sich nach gesünderen Lebensmittel häufiger sehnen werden. Keinen Heißhunger mehr, sodass zuckerhaltige Leckereien beginnen, ihren Anreiz zu verlieren. Erhöht Ihre Energie, sodass Sie sich mehr konsequent energisch fühlen. Regelmäßige Stuhlgänge, weniger Depressionen, besserer Schlaf, erhöhtes Wohlbefinden. Ein Gefühl von stolz, weil Sie es geschafft haben, eine gesunde Grundlage für Ihr Leben zu schaffen, in der Sie nicht mehr ein Sklave des Zuckers sind. Durch die Einführung von hochwertigen Proteinen in Ihre Ernährung neben gesunden Fetten und Kohlenhydraten über die Zucker Detox Diät wird es nicht nur die Art und Weise ändern, wie Ihr Gaumen auf Essen reagiert, es wird Ihre Gewohnheiten um Ihre Mahlzeiten herum ändern.

Kapitel 9 - Der Unterschied zwischen natürlichen und künstlichen Süßstoffen

Was ist ein natürlicher Süßstoff?

Ein natürlicher Süßstoff ist einer, der nicht viel von seinem natürlichen Zustand verändert wurde und der tatsächlich von der Natur kommt. Die einzige Zuckerart, die für uns von Vorteil ist, ist natürlicher Zucker, der in lebenden Früchten, Gemüse, Bäumen, Kräutern, Nüssen, Samen und Wurzeln vorkommt. Warum? Weil das alles ist, für den unsren Körper entworfen wurde. Menschen haben diese natürlichen Zucker für viele Jahrzehnte genutzt. Der Körper weiß, wie man mit ihnen arbeitet und hat kein Problem, sie in nutzbare Energie zu zerlegen. Honig, Melasse, Ahornsirup und grünes Blatt Stevia sind Beispiele für natürliche Süßstoffe, die seit Hunderten von Jahren konsumiert werden.

Was ist ein natürlich gewonnener Süßstoff?

"Natürlich gewonnen" bedeutet, dass der Inhaltsstoff in dem Süßstoff aus der Natur stammt. Es ist jedoch unklar, wie weit zurück in der Verarbeitung der Inhaltsstoff ein ganzes, natürliches Produkt war. Natürlich gewonnene Inhaltsstoffe ähneln nicht mehr ihrer natürlichen Form. Das Wort "natürlich" ist in vielen Märkten nicht geregelt. Wir denken instinktiv, dass "natürlich" gesund bedeutet, aber normalerweise ist die "natürliche" Zutat so sehr von ihrer natürlichen Form manipuliert worden, dass sie nicht mehr die gesundheitlichen Vorteile enthält, die wir annehmen würden.

Was ist ein künstlicher Süßstoff?

Ein künstlicher Süßstoff ist eine vom Menschen hergestellte chemisch hergestellte Verbindung, die normalerweise als kalorienarmer Süßstoff verwendet wird, der Zucker ersetzt. Es ist ein hoch raffinierter, modern, in der Fabrik hergestellter Süßstoff, der wissenschaftlich nachweislich schlechter für Sie ist als Zucker und Fruktose ist. Da künstliche Süßstoffe ziemlich modern sind und von Menschenhand gemacht wurde, hat es der Körper schwer, sie angemessen zu verdauen. Künstliche Süßstoffe können in vielen Nahrungsmitteln und Getränken gefunden werden, die als "zuckerfrei", "Diät", "fettarm" oder "fettfrei" gekennzeichnet sind. Sodas, Süßigkeiten, Kaugummi, Eiscreme, Joghurt und Fruchtsäfte sind a einige Beispiele für Lebensmittel und Getränke, die Süßstoffe oder künstliche Süßstoffe enthalten. Es ist wichtig zu erkennen, dass künstliche Süßstoffe irreführend sein können. Zum Beispiel in der Welt der Gewichtsabnahme kann ein künstlicher Süßstoff als eine gute Sache erscheinen, weil es praktisch null Kalorien zu Ihrer Diät hinzufügt. Außerdem brauchen Sie nur eine winzige Menge, um Ihrem Essen oder Lieblingsgetränk einen Hauch Süße hinzuzufügen. Maissirup mit hohem Fructose-Gehalt ist ein künstlich hergestellter Süßstoff, der von der Lebensmittelindustrie hergestellt wird und den Blutzuckerspiegel im Vergleich zu anderen Kohlenhydraten erhöht. Er wird oft als der schlimmste Zucker bezeichnet mit einer langen Liste von negativen gesundheitlichen Folgen.

Natürliche Süßstoffe

Verwenden Sie diese natürlichen Süßstoffe in sehr begrenzten Mengen nach der 21-Tage- oder 3-Tage-Zucker-Entgiftung: brauner Zucker, Rohrsaft, Rohrsaft-Kristalle, Rohrzucker, Kokos Nektar, Kokos Zucker / Kristalle, Zucker, Sirup, Fruchtsaft, Fruchtsaftkonzentrat, Honig, Ahornsirup, Melasse, Palm, Zuckerrohr, Zucker Stevia (grünes Blatt oder Extrakt), Turbinado Zucker.

Natürlich gewonnene

Süßstoffe, Agave, Agavendicksaft, Gerstenmalz, Rübenzucker, Naturreis Sirup, Buttersirup, Karamell, Johannisbrotsirup, Maissirup, Sornsirup, Feststoffe, Demerarzucker, Dextran, Dextrose, Diastatisches Malz, Diastase Ethylmaltol, Fructose, Glukose, Glukosestoffe, goldener Zucker, Goldener Sirup, Traubenzucker, Invertzucker, Lactose, Levulose, Hellbrauner Zucker, Maltitol, Maltsirup, Maltodextrin, Maltose, Mannitol, Muscovado Refiners, Sirup, Sorbitol, Sorghumsirup, Saccharose, Tagatose, Melasse, gelber Zucker, Xylitol ... andere Zuckeralkohole, die normalerweise mit "-ose" enden

Künstliche Süßstoffe

Es ist am besten, diese künstlichen Süßstoffe vollständig zu vermeiden: High-Fructose Maissirup Acesulfam K / Acesulfam, Kalium, Aspartam, Saccharin, Stevia, weiß / gebleicht Sucralose

Hören Sie auf Ihren Körper

Er könnte versuchen, Sie zu warnen, wenn Ihr Blutzucker-spiegel gefährlich aus dem Gleichgewicht kommt. Wie wird Ihr Körper Sie das wissen lassen? Sie können intensives Verlangen nach Süßigkeiten, Zucker oder sogar Brot und Pasta bekommen, wenn Ihr Spiegel zu niedrig ist. Dies ist das sicherste Zeichen, dass Ihr Körper Ihnen sagt, dass er Zucker will, um Ihre Stimmung heben. Sie könnten sehr müde nach dem Essen werden oder sogar benommen sein, wenn Sie eine Mahlzeit versäumen. Sie können feststellen, dass Sie mehr Kaffee trinken als normal, um sich den ganzen Tag über in Bewegung zu halten und denken, dass das Koffein Ihnen hilft, wachsam zu bleiben und zu funktionieren. Sie können feststellen, dass das Abnehmen extrem schwer für Sie ist und Sie nicht wirklich verstehen, warum. Vielleicht bemerken Sie, dass das Essen von Süßigkeiten es nicht wirklich auf den Punkt trifft und das Verlangen lindert, dass Sie den Appetit Ihrer Naschkatze stillen können. Sie müssen die Kontrolle übernehmen! Machen Sie sich keine Sorgen, Sie können die Kontrolle übernehmen! Es gibt viele Dinge, die Sie tun können, um die Kontrolle über Ihren schwankenden Blutzucker zu bekommen: Essen Sie mehr tierische Proteine wie Eier, Fisch und Hühnchen. Diese verwandeln sich nach ein wenig Arbeit aus Ihrer Leber in Glukose und liefern den ganzen Tag Energie und nicht nur in plötzlichen Ausbrüchen wie einfacher Zucker. Eliminieren Sie einfache Zucker, um diese Insulinspritzen zu vermeiden und den Energiefluss konstant zu halten. Essen Sie komplexe

Kohlenhydrate. Diese sind schwieriger für den Körper zu brechen, als einfache Zucker es sind. Sie geben daher Energie für längere Zeit. Essen Sie mehr Ballaststoffe, nehmen Sie gute Fette zu sich, die reich an essenziellen Fettsäuren sind. Befolgen Sie die Zuckerentgiftungsdiät - und geben Sie nicht nach, wenn es hart wird!

Kapitel 11 - Während der Detox auswärts essen

Wer sagt, dass ein zuckerfreier Lebensstil bedeutet, dass man nicht auswärts essen kann? Wenn Sie Lust auf einen Burger haben, dann gönnen Sie sich einen. Fühlen Sie sich frei, dieses große Rindfleisch-Patty zu genießen, nehmen Sie einfach den Salat als Brötchen und wickeln es um das Fleisch. Für Salate, essen Sie sie mit etwas Zitrone, Essig und Öl. Italienisch essen? Vermeiden Sie Pasta, paniertes Fleisch und Brot im Allgemeinen. Keine Sorge, es gibt genug gutes Essen zur Auswahl! Gönnen Sie sich gegrilltes Hähnchen, Garnelen und Gemüse oder gesunde Salate. Bei indischem Essen überspringen Sie Reis und Naan und überprüfen Sie die Gewürzreibe, um sicherzustellen, dass kein Mehl darin ist. Achten Sie auch auf Tandoori Fleisch, da es oft in Joghurt mariniert werden. Beim Asiatischen gilt die meiste Sorge dem Reis: Weiß oder Braun. Nichts Frittiertes und keine Krabbenstäbchen. Denken Sie auch daran, dass viele Soßen in der japanischen Küche Zucker enthalten. Stick mit Sashimi und gebratenen Fisch. Beide sind in Ordnung, solange Sie keine Sojasauce hinzufügen. Mexikanisches Essen ist eine gute Option! Sie können nicht die Tortilla-Chips, Bohnen oder Reis, aber Sie können das Fleisch, Salsa und Guacamole essen! Bei Thai müssen Sie auf Nudeln oder Erdnussaroma achten. Curry ist jedoch Ihr Freund! Kokosmilch Gerichte sind auch okay, solange Sie den Reis überspringen. Leider ist Chinesisch ein "Nein". Viele der Soßen enthalten versteckten Zucker. MSG wird auch regelmäßig in den Gerichten verwendet. Wenn Sie die Köche in den Restaurants nicht wirklich gut kennen, vermeiden Sie Chinesisch während Ihrer Entgiftung.

Kapitel 12 - Wiedereinführung von Zucker

Sie sind offiziell durch 'die Reinigung' gekommen und sind jetzt zuckerfrei. Also, was machen Sie jetzt? Natürlich wollen Sie nicht all die harte Arbeit ruinieren, indem Sie zu Ihrer örtlichen Bäckerei rennen und Ihren Mund voll mit Donuts füllen. Sie fühlen sich großartig; besser als je zuvor. Also, wie bringt man Zucker wieder in sein Leben zurück, ohne es überhandnehmen zu lassen? Beginnen Sie, indem Sie den Unterschied zwischen natürlichen und künstlichen Süßstoffen verstehen. Achten Sie darauf, nur natürliche Süßstoffe zu verwenden, wenn Sie wieder Zucker in Ihre Ernährung einführen. Wählen Sie natürliche Süßstoffe wie braunen Zucker, Honig und Ahornsirup. Denken Sie daran, sie sparsam zu verwenden. Schließlich ist reiner Kristallzucker 99 % Zucker, brauner Zucker ist 97 % Zucker und sogar Honig ist 82 % Zucker. Was ist die beste Alternative? Wenn Sie es aushalten können, ist Melasse die beste Wahl. Fügen Sie eine süße Sache nach der anderen hinzu. Wählen Sie ein Essen und essen Sie es zu jeder Mahlzeit für 24 Stunden zusammen mit all Ihren normalen Detox-Lebensmitteln und verfolgen Sie, wie Sie sich fühlen. Die Idee ist, nur ein potenziell problematisches Nahrungsmittel gleichzeitig wiedereinzuführen.

Dann entfernen Sie das Essen für die nächsten zwei Tage und schauen Sie, wie Sie sich fühlen. Notieren Sie sich für die nächsten 72 Stunden folgende Änderungen: Energie, Stimmung, Kopfschmerzen, geistige Klarheit, Appetit, Blähungen, Gas oder Durchfall. Die Notizen, die Sie aufbewahren, helfen Ihnen, zu wissen, ob Sie eine Sensibilität für das gerade wieder aufgenommene Essen haben. Fügen Sie nichts anderes zu Ihrer Ernährung hinzu, bis Sie wissen, wie diese bestimmte zuckerhaltige Nahrung in Ihrem System funktioniert. Es wird nicht empfohlen, Gluten befüllte Körner wie Weizen, Gerste und Roggen wiedereinzuführen. Vermeiden Sie auch die Wiedereinführung pasteurisierter Milchprodukte und unvergorener Sojaprodukte. Fügen Sie nach und nach wieder Nahrungsmittel in Ihre Ernährung ein. Essen Sie stärkehaltige Lebensmittel nur an den Tagen, an denen Sie am aktivsten waren. Dies wird Ihnen helfen, diesen Zucker effektiv abzubauen, sodass sie Ihren Körper am wenigsten belasten werden. Vermeiden Sie Lebensmittel, die in Verpackungen sind und raffinierte Lebensmittel wie Nudeln, Brot, Getreide und mit Mehl hergestellte Produkte. All dies sind zuckerhaltige Lebensmittel, die später für Sie mehr Probleme verursachen werden. Sie enthalten "versteckte" Zucker, die als etwas anderes getarnt sind. Lassen Sie sich nicht von dem Etikett "100 % Vollkorn" täuschen. Das bedeutet nicht unbedingt, dass es zuckerfrei ist. Sagen Sie "Nein" zu Süßigkeiten und wählen Sie stattdessen eine gesündere Option. Dies beinhaltet Kaugummi, da die meisten Kaugummis über 50 % Zucker enthalten! Getrocknete Früchte sind knifflig. Sie denken sicherlich, es wäre in Ordnung, weil es Früchte sind, oder?

Falsch. Sie sind wie kompakte Zuckerbomben, die darauf warten, in Ihnen zu verschwinden. Sie verursachen nicht nur, dass Sie austrocknen, sie verursachen auch Insulinspritzen in Ihrem Körper. Sie können sie in sehr begrenzten Mengen essen, aber nicht mehr als Sie verbrauchen. Sodas sind der Feind. Eine Dose mit 0,33 ml Ihrer Lieblings-Soda wird Ihren Körper zwingen, mit 42 Gramm Zuckerzusatz umzugehen. Das entspricht 10,5 Teelöffel Zucker in nur einer Dose! Natürlich sollten auch Kuchen und Kekse vermieden werden, da der Kristallzucker einer der wichtigsten Backzutaten ist. Achten Sie auch auf Marmeladen und Aufstriche, da die meisten von ihnen einen hohen Zuckergehalt haben. Selbst in Erdnussbutter ist 10 % Zucker. Salat Dressings können auch eine Quelle von verstecktem Zucker sein. Die Wahrscheinlichkeit ist groß, dass das vorgepackte Zeug einen höheren Zuckergehalt hat, als Sie dachten. Vermeiden Sie Alkohol. Es ist Zucker in Verkleidung. Wenn Sie etwas trinken, tun Sie es mit Nahrung, um Ihrem Körper alles zu geben, was er benötigt, um den Zucker auf gesunde Weise abzubauen.

Der beste Ersatz, den Sie während Ihres Heißhungers probieren können

Die schlechte Nachricht ist, wenn Sie nachgeben und 'Zucker' verwenden, um das nagende Zuckerbiest in Ihnen zu beruhigen, wird es nur noch schlimmer werden. Der Wunsch nach Zucker wird nur größer und stärker durch den Verzehr von Zucker. Es ist ein Teufelskreis. Was sollten Sie machen, um das Biest zu beruhigen? Probieren Sie dunkle Schokolade. Wenn sie ein paar Mal pro Woche gegessen wird, hilft dunkle Schokolade, die Verhärtung der Arterien zu verhindern. Es verbessert auch den Blutfluss und senkt den Blutdruck. Mit dem erhöhten Blutfluss, den es verursacht, kann es Ihr Schlaganfallrisiko senken und das kognitive Denken verbessern. Schokolade enthält

Phenylethylamin (PEA), eine Chemikalie, die Ihr Körper freisetzt, wenn Sie sich verlieben, sodass Sie sich tatsächlich besser fühlen können. Schokolade hat sogar ein wenig Koffein, wenn Sie sich träge fühlen. Es ist voll von Antioxidantien, die helfen, sich gegen Krebs zu schützen, und es ist auch voll von Theobromin, einem bitteren Alkaloid der Kakaopflanzen, die nachweislich helfen kann, Zahnschmelz zu verhärten. Sein glykämischer Index ist niedrig, was bedeutet, dass Ihr Körper nicht mit riesigen Insulinspitzen reagieren wird. Obwohl sie nicht süß sind, versuchen Sie auch mal Sonnenblumenkerne oder Pistazien. Sie sind nicht nur vollgepackt mit Nährstoffen, der Akt, sie zu öffnen und jeden Samen oder jede Nuss einzeln zu essen, kann ein Stressabbau sein und dazu beitragen, das Zuckermonster von der Übernahme abzulenken. Nachdem die Entgiftung vorbei ist, essen Sie frische Früchte anstelle von zuckerhaltigen Ersatzstoffen. Vermeiden Sie Bananen, Mangos und Ananas, da sie reich an Zucker sind, Zitrusfrüchte und Beeren sind eine gute Alternative.

In der Tat kann ein "Apfel am Tag" helfen, das Zuckerbiest in Schach zu halten. Nehmen Sie eine Tasse grünen Tee. Sein bitterer Geschmack kann helfen, das Verlangen zu unterbinden. Es ist ein entzündungshemmendes Mittel, sodass es Ihrem Körper und Geist helfen kann, mit der Stressreaktion umzugehen. Je mehr Sie es verwenden, um Ihr Verlangen zu beruhigen, desto besser wird es funktionieren. Geben Sie Fructooligosacchariden einen Versuch. Obwohl sie einfache Zucker sind, haben sie eine minimale Wirkung auf den Blutzuckerspiegel und können sogar guten Bakterien im Darm helfen. Sie finden diese Art von Zucker in Zwiebeln, Knoblauch, Jicama, Zichorienwurzel, Lauch und sogar Spargel. Die Topinambur und die Blaue Agave Pflanze enthalten die höchsten Konzentrationen von Fructooligosacchariden. Sport ist ein großer Stressdämpfer.

Wenn Sie anfangen, von dem Verlangen überwältigt zu werden, sich auf Kuchen und Torten stürzen zu wollen, ziehen Sie Ihre Läufer an und laufen sie los. Ein langes Joggen oder einfach nur ein schnelles Training im Fitnessstudio kann Wunder bewirken, um den Heißhunger zu stillen.

Kapitel 13 - Wie man einen begrenzten Zucker-Lebensstil aufrechterhält

Wenn Sie es geschafft haben und Ihr Leben so "zuckerfrei" wie möglich leben, werden Sie überall den Zucker erkennen; die Kekse, die mit Ihrem Sandwich kommen, das Sahnehäubchen auf dem Kuchen, die Päckchen Zucker, die mit Ihrem Kaffee etc. kommen. Die westliche Gesellschaft fördert die Zuckersucht. Zucker wird zu unseren Lebensmitteln hinzugefügt, ohne dass wir es merken. Es wird in unser Leben mit dem uralten Sprichwort geschoben: "Ein bisschen schadet nicht ... richtig?" Ein wenig Zucker hilft, die Sucht zu nähren, von der Sie sich gerade gelöst haben. Dies ist eine Verpflichtung, die Sie mit sich selbst eingegangen sind. Erinnern Sie sich jeden Tag daran. Sie bewahren Ihren Körper vor etwas, das sehr süchtig machend und gefährlich für Ihre Gesundheit ist.

Tipps für das zuckerfreie Leben

Genießen Sie Ihr Essen. Nur weil Sie sich entschieden haben, dieses riesige Stück Kuchen nicht zu haben, bedeutet das nicht, dass Sie das Essen, das Sie essen, nicht genießen können. Machen Sie Ihre Mahlzeiten gut abgerundet und zufriedenstellend. Vergessen Sie nicht, jeden Bissen zu genießen. Die bewusste Entscheidung, zu genießen, was Sie essen, auch wenn es nicht mit Zucker beladen ist, wird einen großen Unterschied machen, wie Sie Essen erleben. Befreien Sie sich von allem in Ihrem Zuhause, das möglicherweise die Sucht nähren könnte, und füllen Sie Ihr Haus mit gesunden Lebensmitteln, die Sie ermutigen, auf dem richtigen Weg zu bleiben.

Vorausplanen

Bringen Sie Ihre Mahlzeiten mit, wenn Sie ausgehen und haben Sie immer gesunde Snacks bereit. Fügen Sie Ihrem Lebensstil gesunde Rituale hinzu. Wie wäre es mit einem Spaziergang nach dem Abendessen? Machen Sie es zu etwas Besonderem, das Sie für sich selbst tun. Machen Sie es nicht von jemand anderem abhängig.

Passen Sie auf sich auf

Nehmen Sie sich die Zeit, um über Ihre Bedürfnisse und Wünsche nachzudenken und darüber, wie Sie sich fühlen. Feiern Sie sich. Verwalten Sie Ihren Stress so gut wie Sie können. Lassen Sie es nicht aus den Augen. Finden Sie etwas, das Ihnen hilft, sich zu entspannen, wie Yoga, Meditation oder Laufen, um Ihren Stress unter Kontrolle zu bringen. Kaufen Sie sich ein Buch, dass Ihnen zeigt, wie Sie richtig meditieren.

Meine Empfehlung zur Meditation:
https://www.amazon.de/dp/B07C22PYXN

Lesen Sie Lebensmitteletiketten

Nur, weil die Marketing-Taktiken an der Front sagen, dass das Essen gesund ist, heißt das nicht, dass es ist. Studieren Sie, was jede Kategorie auf einem Lebensmitteletikett bedeutet und wie es sich auf Ihre Ernährung bezieht. Seien Sie ein schlauer Käufer und stellen Sie sicher, dass Sie nichts mit nach Hause bringen, das nicht dort sein sollte.

Nicht zweimal kochen

Wenn Sie eine Familie haben und Sie die einzige sind, die sich zu einem begrenzten Zuckerlebensstil verpflichtet, tun Sie sich selbst einen Gefallen und versuchen Sie nicht, etwas zu kochen, von dem Sie wissen, dass Sie es nicht haben sollten. Ihre Familie muss nicht die gleichen Entscheidungen treffen wie Sie, aber Sie müssen auch nicht etwas essen, von dem Sie wissen, dass es schlecht für sie ist. Seien Sie kreativ, indem Sie gesundes Essen lustig und lecker machen! Die Rezepte im nächsten Kapitel helfen Ihnen dabei!

Bonus: Kapitel 14 - Zuckerfreie "Entgiftungsfreundliche" Rezepte

* Verwenden Sie diese Rezepte während Ihres Zucker Detox.

Frühstücksrezepte

Eier mit Shiitake-Pilzen und sautiertem Mangold

Shiitake-Pilze geben diesem nahrhaften Frühstück einen schönen erdigen Geschmack!

Zutaten: 2 Esslöffel natives Olivenöl extra, ½ Tasse gelbe Zwiebel, gehackt 250Gr. Frischer Mangold in Scheiben geschnitten (trennen Sie die Mangoldrippen von den Blättern), 3 große Shiitake-Pilze in Scheiben geschnitten, 2 mittlere oder große Eier, Salz und Pfeffer nach Geschmack.

Zubereitung: Olivenöl in einen mittelgroßen Topf geben und erhitzen. Fügen Sie die Zwiebeln, Mangoldrippchen und Pilze hinzu. Bei mittlerer Hitze fünf Minuten sautieren oder bis die Zwiebeln undurchsichtig werden. Fügen Sie die Mangoldblätter dem Kochtopf hinzu. Benutzen Sie eine Zange oder ein Spatel, um sicherzustellen, dass alle Zutaten gut miteinander vermischt sind. Wenn es gründlich gemischt ist, gleichmäßig über den Boden der Pfanne verteilen. Fügen Sie ein oder zwei Eier in die Mitte der Pfanne, damit ein Nest daraus entsteht. Reduzieren Sie die Hitze auf die mittlere Stufe und kochen Sie die Eier 3-4 Minuten lang. Vom Herd nehmen, wenn die Eier durchgekocht sind. Auf einem Teller servieren.

Speck umwickelte Mini Omelett

Diese leckeren kleinen Omelett-Bisse sind voll mit Protein und Geschmack. Sie sind ein perfektes Frühstück.

Zutaten: 2 schalen Huhn gewürfelt und gekocht, 12 dünne Speckscheiben,
4 Eier, große 12 Eiweiß, 2 Tassen gehackter Spinat, ½ mittlerer grüner Paprika, fein gehackt, ½ mittlerer roter Paprika fein gehackt, Gewürzsalz nach Geschmack

Zubereitung: den Ofen auf 175 ° C vorheizen. Den Speck in einer Pfanne bei mittlerer Hitze kochen, bis er gar ist. Stellen Sie sicher, dass es nicht knusprig wird, ungefähr fünf Minuten. Sprühen Sie eine Muffin Form mit Antihaftschicht - Kochspray und wickeln Sie dann ein Stück Speck um die Außenkanten jeder Dose. Schlagen Sie in einer mittelgroßen Schüssel die vier großen Eier mit den zwölf Eiweiß. Fügen Sie die roten und grünen Paprika, gewürfeltes Huhn, Spinat und Gewürzsalz hinzu. Gießen Sie die Mischung in jede mit Speck ausgekleidete Muffin Form.

Verwenden Sie einen Löffel oder eine Schöpfkelle, um die Mischung zu übertragen. Backen, bis die Eier flauschig und leicht braun sind ca. 25 Minuten. Sie können dieses Gericht mit Avocado füllen oder die Zutaten ändern, indem Sie verschiedene Zutaten wie Pilze, Zwiebeln oder Würstchen hinzufügen.

Mittagessen Rezepte

Dijon Brokkoli Huhn

Dies ist ein sehr schmackhaftes Gericht, das Brokkoli und Hühnchen in einer leckeren Sauce serviert.

Zutaten: 500gr Hühnerbrust in dünne Streifen geschnitten, ½ Tasse Hühnerbrühe, 6 Teelöffel Dijon-Senf, 1 Esslöffel Olivenöl, 4 Tassen Brokkoli-Blüten, 2 Knoblauchzehen gehackt, Salz und Pfeffer nach Geschmack.

Zubereitung: Erhitzen Sie das Olivenöl in einer großen Pfanne bei mittlerer Hitze. Fügen Sie den Knoblauch und den Brokkoli hinzu. Den Brokkoli so lange kochen, bis er außen knusprig und innen noch zart ist. Den Brokkoli aus der Pfanne nehmen und abdecken. Das Hähnchen in die Pfanne geben und kochen bis es knusprig und durch gegart ist. Fügen Sie die Hühnerbrühe dem Huhn hinzu. Zum Kochen bringen und dann auf mittlere Temperatur reduzieren. Senf dazugeben und gut umrühren. Den Brokkoli in die Pfanne geben und unterrühren. Kochen bis zum Durchwärmen. Warm servieren.

Low-Carb Truthahn und Ei Salat Wraps

Dies ist ein ausgezeichneter Low-Carb-Snack, der besonders lecker ist!

Zutaten: 8 Salatblätter Römersalat, 8 Scheiben Putenfleisch im Deli-Stil, 8 große Eier, gekocht

Zubereitung: In einen mittelgroßen Topf alle acht Eier geben und mit Wasser bedecken. Drehen Sie die Hitze hoch und kochen Sie die Eier für 5-10 Minuten. Topf vom Herd nehmen und kaltes Wasser über die hart gekochten Eier laufen lassen. Schälen Sie die Eier. Nehmen Sie acht Salatblätter und wasche sie unterfließend kaltem Wasser. Legen Sie ein Salatblatt auf eine Servierplatte und fügen Sie eine Scheibe deli Stil Putenfleisch darüber. Schneiden Sie ein hart gekochtes Ei in Scheiben und legen Sie es auf den Truthahn. Rollen Sie das Salatblatt mit dem Truthahn und dem Ei und fertig.

Abendessen Rezepte

Balsamico-Zitronen-Knoblauch-Lachs

Lachs ist eine ausgezeichnete Quelle für Omega-3-Fettsäuren. Die Mischung aus Balsamico, Zitrone und Knoblauch passt perfekt zum Lachs.

Zutaten: 250gr Lachsfilets, 2 Esslöffel Balsamico Essig, 2 Esslöffel Olivenöl, 1 Esslöffel frischer Zitronensaft, 1 Knoblauchzehe gehackt, ein Schuss Salz

Zubereitung: den Broiler vorheizen. In einer mittelgroßen Schüssel Salz, Balsamico-Essig, Zitronensaft, Knoblauch und Olivenöl hinzufügen. Die Zutaten verquirlen. Den Fisch in die Mischung tauchen und auf ein Backblech legen. Bürsten Sie zusätzliche Feuchtigkeit auf den Fisch. Stellen Sie sicher, dass das Ofengestell 10 cm von der Wärmequelle entfernt ist. Den Fisch in den Ofen stellen und 4 bis 6 Minuten grillen. Fisch sollte abblättern, wenn sie fertig sind. Mit Balsamico bestreut servieren.

Shiitake-Pilze und Hühnersalat Wraps

Shiitake-Pilze werden seit über 6000 Jahren in China als Medizin verwendet. Sie sind voller gesundheitsfördernder Eigenschaften.

Zutaten: 500gr. Geschnittenes Huhn, 1 Teelöffel Maisstärke, 1 Teelöffel natives Olivenöl extra, 2 grüne Zwiebeln gehackt, 100gr. Geschnittene Shiitakepilze, 2 Teelöffel gereifter Reisessig, ½ Teelöffel geröstetes Sesamöl, 1 gelbe Paprika gewürfelt, 3 Selleriestangen gewürfelt, 1 Kopf Bib Salat gespült Blätter getrennt, Salz und Pfeffer nach Geschmack

Zubereitung: In einer großen Schüssel die zerstückelten Hühnerteile und Maisstärke geben. Umrühren und zum Marinieren beiseite stellen. Erhitzen Sie einen Wok oder eine große Pfanne auf mittlere Hitze. Wenn der Wok oder die Pfanne heiß ist, fügen Sie das Olivenöl hinzu. Fügen Sie die grünen Zwiebeln und die Shiitake-Pilze hinzu und kochen Sie sie für ein oder zwei Minuten. Erhöhen Sie die Hitze und fügen Sie das Huhn und die Maisstärke hinzu.

Das Hähnchen umrühren und zerkleinern, damit es 5-7 Minuten gleichmäßig durch kocht. Geschmolzenen Reisessig, Sesamöl und gewürfelten Paprika und Sellerie hinzufügen. Von der Hitze nehmen. Gewürze nach Geschmack anpassen. Stellen Sie Tassen mit dem Salat her und schöpfen Sie die Hühnchen Mischung in den Salat. Warm servieren. Optionen: Fügen Sie ein paar Chili-Pfeffer-Flocken zu dem Öl. Mit frischen Korianderblättern garnieren. Experimentieren Sie mit anderen Fleischsorten.

Salat Rezepte

Kohl mit Tomaten und Knoblauch

Knoblauch enthält Antioxidantien, die Ihr Immunsystem stärken und Ihre Haut verbessern können. Es unterstützt auch das Atmungs- und Kreislaufsystem und verhindert Entzündungen aufgrund der entzündungshemmenden Eigenschaften, die es enthält.

Zutaten: 500gr. Grünkohl harte Stiele entfernt und grob gehackt, Extra-natives Olivenöl 2 Teelöffel, Knoblauchzehen 4 in dünne Scheiben geschnitten, Gemüsebrühe oder Hühnerbrühe 1/2 Tasse, Kirschtomaten 1 Tasse, halbierte Zitrone, 1 Esslöffel Zitronensaft, Schwarzer Pfeffer 1/8 Teelöffel

Zubereitung: In einer großen Pfanne bei mittlerer Hitze Olivenöl und Knoblauch geben. Sautieren, bis der Knoblauch leicht geröstet ist (ca. 1 bis 2 Minuten). Den Grünkohl, die Gemüsebrühe oder die Hühnerbrühe dazugeben und zum Kochen bringen. Senken Sie die Hitze auf mittleres niedrig und kochen Sie ungefähr fünf Minuten weiter.

Entfernen Sie den Deckel, fügen Sie die Tomaten hinzu und kochen Sie, bis der Kohl zart ist. Den Grünkohl in eine mittelgroße Schüssel geben und mit Zitronensaft und Salz und Pfeffer abschmecken. Servieren.

Speck und Brokkoli Salat

Brokkoli ist mit Vitamin K und Vitamin C beladen! Nur eine Portion Brokkoli gibt Ihnen Ihren täglichen Bedarf an diesen beiden Vitaminen.

Zutaten für 2 Personen: 2 Speck gehackt in Streichholzscheiben geschnitten, 1 Kopf Brokkoli gehackt, ½ Tasse gehackte Mandeln, 1 Avocado, 2 Esslöffel Dijon Senf, 2 Esslöffel Sherry Essig, 2 Esslöffel Olivenöl.

Zubereitung: In einer kleinen Pfanne bei mittlerer Hitze den Speck anbraten. Lassen Sie den Speck knusprig und gebräunt werden. In einer kleinen Schüssel den Senf, den Essig und das Olivenöl hinzufügen und mischen. Den Brokkoli hacken und in eine mittelgroße Schüssel geben. Dressing über den Brokkoli geben und umrühren. Die Mandeln fügen Sie den Brokkoli Salat hinzu. Die Zutaten mischen und mit den knusprigen Speckscheiben belegen. Sofort servieren.

Thunfisch Nicoise Salat

Thunfisch Nicoise Salat enthält in der Regel Kartoffeln, aber diese wurden ausgeschlossen, um die Zucker Detox-Diät einzuhalten.

Zutaten für 2 Personen: 325 Gramm frische Thunfischlende, 100 Gramm grüne Bohnen gehackt, 3 Eier hart gekocht, 3 Baby Gem Salat (Baby Gem ist eine Mini-Version von Römersalat), 200 Gramm Kirschtomaten, 2 Esslöffel Balsamico, eine Handvoll frische Basilikum Blätter gehackt, Saft der Hälfte einer Zitrone, 6 Esslöffel Olivenöl geteilte. Dressing: 50 Gramm schwarze Oliven, 5 marinierte Sardellenfilets, 1 Esslöffel Balsamico-Essig, 1 Knoblauchzehe, 4 Esslöffel natives Olivenöl extra, Saft einer halben Zitrone, Salz nach Geschmack.

Zubereitung Dressing: Die Oliven, Sardellen und den Knoblauch in eine Schüssel geben und grob pürieren. Fügen Sie das Olivenöl, Zitronensaft und Balsamico hinzu. Beiseite legen.

Salat: Die grünen Bohnen in leicht gesalzenem Wasser kochen, bis sie weich sind. Ungefähr 5 Minuten. Ablassen. Mit kaltem Wasser übergießen und beiseite stellen. Bring einen kleinen Topf mit Wasser zum Kochen und füge die Eier hinzu. Kochen Sie für 10 Minuten. Ablassen. Gießen Sie kaltes Wasser über die Eier, schälen Sie sie und legen Sie sie beiseite. In einer Pfanne 2 Esslöffel Öl erhitzen, dann die Tomaten hinzufügen und ca. 1 Minute kochen lassen. Tröpfeln Sie 1 Esslöffel Balsamico-Essig darüber. Mit Salz abschmecken und rühren. Vom Herd nehmen und mit Basilikum belegen. Für den Thunfisch eine Antihaft-Bratpfanne hoch erhitzen und dann auf mittlere Stufe reduzieren und 1 Esslöffel Olivenöl hinzufügen. Den Thunfisch mit Salz auf beiden Seiten würzen. Lassen Sie es für 4 Minuten anbraten, bis die Unterseite braun ist. Drehen Sie es um und braten auf der anderen Seite für 4 Minuten bis braun wird weiter. Wenn Sie Ihren Thunfisch gut durch haben wollen, fügen Sie noch 4 Minuten auf jeder Seite hinzu. Wenn der Thunfisch fertig ist, legen Sie ihn für ein paar Minuten beiseite. Zum Servieren den restlichen Balsamico mit dem restlichen Öl und Zitronensaft vermischen. Den Baby Gem Salat in die Schüssel geben und mischen. 1 Esslöffel Dressing in 2 Servierschalen geben. Legen Sie die Tomatenmischung in das Dressing und fügen Sie dann einige grüne Bohnen in jede Schüssel. Den Thunfisch halbieren und auf die Bohnen legen. Die Eier halbieren und zwischen Thunfisch und Salat legen. Gießen Sie die restliche Sauce über jede Portion. Genießen!

Beilagen Rezepte

Gebratene Zucchini mit Knoblauch

Ein einfaches, leckeres Gericht!

Zutaten: 500gr. Zucchini gewürfelt, 1 Esslöffel frische gehackte Knoblauchzehe, ¼ Tasse Olivenöl, Salz und frisch gemahlener schwarzer Pfeffer, 1 Teelöffel herbes de Provence.

Zubereitung: Den Ofen auf 230 Grad vorheizen und das Gestell auf die Oberseite stellen. Die Zucchini auf ein Backblech legen. In einer kleinen Schüssel Knoblauch und Olivenöl vermischen und das Knoblauchöl über die Zucchini streichen. Die Zucchini fünf Minuten lang auf dem oberen

Rost backen und prüfen, ob sie oben gebräunt ist. Wenn nicht, noch ein paar Minuten weiter Backen. Sobald es Gold Braun ist, können Sie es aus dem Ofen nehmen und in eine Schüssel geben. Fügen Sie die Herbes de Provence, Salz und Pfeffer hinzu. Servieren.

Bok Choy mit Mandeln

Bok Choy hat die höchste Konzentration an Beta-Carotin und Vitamin A als jeder andere Kohl. Es ist auch eine tolle Beilage für Ihre anderen Dinner Favoriten.

Zutaten: 2 Esslöffel Olivenöl, 1 Tasse grüne Zwiebeln fein gehackt, 3 Knoblauchzehen fein gehackt, 500gr. Baby Bok Choy gespült und größere Blätter vom Kern getrennt, 1/2 Teelöffel dunkles Sesamöl, Salz nach Geschmack, 1/2 Tasse gehackte Mandeln gesalzen, gehackt und geröstete.

Zubereitung: In einer großen Pfanne oder Wok bei mittlerer Hitze das Olivenöl erhitzen. Die Zwiebeln und den Knoblauch an schwitzen und etwa eine Minute kochen lassen. Dann den Bok Choy hinzufügen. Streuen Sie die Zutaten mit dem Sesamöl und Salz. Abdecken mit einem eng anliegenden Deckel. Der Bok Choy sollte in ca. 3 Minuten kochen. Entfernen Sie den Deckel, senken Sie die Hitze und rühren Sie es. Lassen Sie den Bok Choy noch ein paar Minuten köcheln und geben es dann in eine Schüssel. Die gerösteten Mandeln hinzufügen, umrühren und warm servieren.

Ei Drop Hühnersuppe

Probieren Sie diese kohlenhydratarme Suppe zum Mittagessen. Es wird Sie zufrieden stellen und Sie müssen nicht zwischendurch essen.

Zutaten: 1 großes Ei, ¼ Teelöffel weißer Pfeffer, 2 Tassen Hühnerbrühe,
1 Esslöffel gehackter Schnittlauch.

Zubereitung: In einer Schüssel das Ei verquirlen und beiseite stellen. Kochen Sie die Hühnerbrühe und rühren Sie das verquirlte Ei zügig ein. Mit Schnittlauch und weißem Pfeffer würzen. Optional: Fühlen Sie sich frei, eine Karotte, einen Selleriestock und 1 gelbe Zwiebel zu Ihrer Brühe hinzuzufügen, wenn Sie mögen.

Blumenkohlsuppe

Eine ausgezeichnete Suppe für einen kalten Wintertag!

Zutaten: 2 Stängel Sellerie gehackt, 1 Zwiebel gehackt, ¾ Tasse geriebene Karotten, 2 Esslöffel Olivenöl, 1 Kopf Blumenkohl grob gehackt, 6 Tassen Hühnerbrühe, gemahlener schwarzer Pfeffer nach Geschmack.

Zubereitung: In einem großen Topf bei mittlerer Hitze das Olivenöl erhitzen. Den Sellerie, die Karotten und die Zwiebeln anbraten, bis die Zwiebeln glassig sind. Vom Herd nehmen und beiseite stellen. In einem Sieb den Blumenkohl dämpfen, bis er weich ist. Den Blumenkohl zu den Sellerie,

Karotten und Zwiebeln hinzugeben. Die Pfanne auf den Herd stellen und bei mittlerer Hitze garen. Fügen Sie die Hühnerbrühe hinzu und rühren Sie die Zutaten zusammen. Mit Pfeffer abschmecken und weitere 15 Minuten köcheln lassen. Servieren.

Snack Rezepte

Pesto Dip mit Walnüssen und Koriander

Dieser Dip kann mit Gemüse, Fisch oder Huhn und als Brotaufstrich serviert werden.

Zutaten: 3 Tassen Koriander, 70gr. Helle saure Sahne, 1/3 Tasse geröstete Walnüsse gehackt, 1 Knoblauchzehe, 15ml Saft aus frischer Zitrone, ¼ Tasse Olivenöl, ½ Teelöffel Salz.

Zubereitung: Legen Sie in einem Mixer den Koriander, Walnüsse und Knoblauch hinzu. Hacke die Zutaten für 30 Sekunden. Fügen Sie das Olivenöl in dem Mixer zu, während der Prozessor noch läuft. Fügen Sie die saure Sahne, das Salz und den Zitronensaft hinzu. Mixen Sie alles noch zusammen. Sofort servieren oder im Kühlschrank kühlen. Hinweis: Sie können diese Mischung bis zu einem Monat einfrieren oder bis zu fünf Tage im Kühlschrank aufbewahren.

In Speck eingewickelte Muscheln

Lecker!

Zutaten: 1 Teelöffel schwarzer Pfeffer, 2 Esslöffel Olivenöl, 1 Zitrone - frischen Zitronensaft, 200gr. Geräucherter Speck, 500gr. Jakobsmuscheln.

Zubereitung: In einer kleinen Schüssel Olivenöl, Pfeffer und Zitrone geben.

Die Zutaten verquirlen und in einer flachen Schüssel über die Jakobsmuscheln gießen. Mit Plastikfolie abdecken und für mindestens eine Stunde im Kühlschrank einziehen. Den Broiler vorheizen. Wenn die Jakobsmuscheln mariniert sind, nehmen Sie sie aus dem Kühlschrank und wickeln Sie jede Jakobsmuschel mit einer Scheibe dickem Speck ein, etwa 1,5 cm Streifen.

Setzen Sie einen Zahnstocher ein, um den Speck auf die Jakobsmuschel zu drücken, oder verwenden Sie einen Spieß und legen mindestens drei Jakobsmuscheln auf einen Spieß. In der Bratpfanne, goldbraun braten. Schneiden Sie jedes Stück Speck diagonal in Drittel und wickeln Sie dann ein Stück Speck um jeden gefüllten Jalapeno. Stecken Sie den Zahnstocher durch den Speck und den Jalapeno, um ihn zu sichern. Auf das Backblech legen. Backen Sie 20 Minuten oder bis der Speck knusprig ist und Jalapenos sind weich. Warm servieren.

Fazit

Herzlichen Glückwunsch zum Abschluss dieses Buches! Ich lege mein Herz in jedes Buch und unternehme alles, um Ihnen zu helfen, Ihre Diät- und Gesundheitsziele zu erreichen. Ich hoffe, dieses Buch gab Ihnen alle notwendigen Informationen, die Sie benötigen, um zu verstehen, wie man eine Zuckerentgiftung durchführt und sie auf Ihr Leben anwendet, um optimale Gesundheit zu erreichen. Wenn Sie von diesem Buch einen Mehrwert erhalten haben, möchte ich Sie um einen Gefallen bitten. Wären Sie so nett, eine Rezension dieses Buches auf amazon.de zu hinterlassen? Klicken Sie hier, um eine Rezension auf amazon.de zu hinterlassen. Es dauert nur ein paar Sekunden und es wird mir helfen, weiterhin hochwertige Inhalte zu produzieren, die Ihnen dienen. Ich möchte mit diesem Buch so viele Menschen wie möglich erreichen und je höher die Anzahl der Rezensionen, desto höher meine Chancen, das zu erreichen! Je mehr positive Bewertungen das Buch bekommt, desto mehr können andere das Buch finden, es kaufen und die Vorteile einer Zuckerentgiftung genießen.

Ich hoffe aufrichtig, dass diese Information Ihr Leben zum Besseren verändert. Ich wünsche Ihnen ein Leben voller Gesundheit und Vitalität!

Intervallfasten & Intermittierendes fasten

Einführung

Es gibt einen Grund, warum intermittierendes Fasten heute eine der beliebtesten Ernährungsweise der Welt ist: Es funktioniert! Genauer gesagt hilft es den Menschen, nicht nur das gewünschte Gewicht zu verlieren (was Sie im Buch erfahren werden), sondern auch gesund zu werden und es zu bleiben. Es ist zwar keine magische Pille, um alle Ihre Fettgewebe und Krankheiten verschwinden zu lassen, aber es kann Ihnen helfen, Ihr Idealgewicht zu erreichen und das Risiko bestimmter gesundheitlicher Probleme erheblich zu reduzieren.

In diesem Buch werde ich Ihnen zeigen, was intermittierendes Fasten wirklich ist, warum Sie es in Ihren Lebensstil integrieren sollten, wie es Ihnen helfen kann, schlank und gesund zu bleiben, die verschiedenen Arten des Fastens mit Unterbrechungen (Protokolle) und wie man das intermittierende Fasten als Lifestyle lebt mit einer Liste von Dingen, die Sie tun sollten und nicht tun sollten. Wenn Sie dieses Buch fertiggelesen haben, sind Sie in der Lage, intermittierendes Fasten in Ihren Lebensstil zu integrieren und auf dem Weg, schlanker und gesünder zu werden.

Kapitel 1: Intermittierende Grundlagen des Fastens

Um zu verstehen, was intermittierendes Fasten ist und warum Sie davon profitieren können, ist es wichtig, den Begriff in seine Wortbestandteile zu zerlegen - Fasten und intermittierend. Lassen Sie uns zuerst über das Fasten sprechen. Es gibt viele verschiedene Eindrücke über das Wort "Fasten". Für manche Menschen ist es eine Diät. Für einige ist es eine Art, den Arm Gottes zu verdrehen, um zu bekommen, was sie von ihm wollen - als ob sie Gottes Arm verdrehen könnten. Für einige ist es eine Art, den Körper zu reinigen. Also, was ist Fasten wirklich? Grundsätzlich ist das Fasten der Akt, absichtlich für eine bestimmte Zeit von der Nahrung fernzubleiben. Beim Fasten nimmt man entweder gar keine Nahrung zu sich oder nur ganz wenig.

Die meisten Menschen kennen das Fasten als einen Akt, die Gunst Gottes zu erlangen, wie z. B. beim Islam. In diesen und anderen Religionen ist das Fasten einer der besten Wege, Gott "zu gefallen" (sei es die Absicht, ihn einfach zu erfreuen oder seine Segnungen zu erlangen), für die Sünden, die sie begangen haben, zu zahlen oder ihre Geister zu stärken und empfindlicher für Gottes Stimme zu werden. Die letztere Wahrnehmung spiritueller Stärkung und Verschärfung wird überraschenderweise von psychologischen Prinzipien unterstützt, wenn auch aus einem anderen Blickwinkel. Wie ist das gemeint?

Für Menschen, die sehr religiös oder fromm sind, hängt die Fähigkeit, den Versuchungen der Welt wie Sex, Laster und Materialismus unter anderem zu widerstehen, von der Stärke des eigenen Geistes ab. Es gibt eine sehr gute spirituelle Analogie, die den Kampf zwischen dem Geist und dem Fleisch oder den weltlichen Wünschen - den guten und bösen inneren Wölfen - veranschaulicht. Die indianischen Ureinwohner glauben, dass innerhalb des Geistes einer Person 2 Wölfe leben, die beide miteinander uneins sind. Der stärkere Wolf ist derjenige, der die

Person dazu bringt, zu denken, zu fühlen und ihr Leben in einer bestimmten Weise zu leben, das heißt, gut oder schlecht. Und wer bestimmt, wer zwischen den beiden Wölfen stärker ist?
Die Person selbst. Wenn ein Mensch seinen fleischlichen Wolf hungern lässt, den bösen, schwächt er ihn und ernährt unabsichtlich den guten Wolf, um ihn stark zu machen, und umgekehrt.

Das Fasten ist eine der Hauptarten, in der die meisten Religionen den guten Wolf füttern und folglich den Bösen verhungern lassen. Deshalb glauben religiöse Menschen, dass das Fasten den Geist stärkt, das heißt den guten Wolf, um gegen die Versuchung zu kämpfen. Im Bereich der Psychologie bezieht sich der Begriff, der sich auf die Praxis des Verhungerns des bösen Wolfs bezieht, auf eine verzögerte Befriedigung. Wenn Sie sich daran erinnern, was in dem berühmten Marshmallow-Test an Kindern passiert ist, sind diejenigen, die der Begeisterung widerstehen konnten, die Marshmallows zu essen, sofort zu gut eingestellten und disziplinierten Erwachsenen herangewachsen. Da Fasten eine Menge verzögerter Befriedigung beinhaltet, erlaubt es einer Person, einen viel stärkeren Charakter oder Willensstärke zu entwickeln. Warum hungern? Ob Sie es glauben oder nicht, die Vorteile des Fastens sind nicht nur auf den Geist oder die Psyche beschränkt.

Es erstreckt sich auch auf den physischen Körper. Nun, wie kann das Hungern für eine längere Zeit, gesundheitliche Vorteile haben, wenn doch die Volkswissenschaft behauptet, dass Hungern für eine längere Zeit nicht gut wäre. Ist Essen denn nicht eine der wesentlichen Voraussetzungen für Langlebigkeit? Es stimmt zwar, dass Essen eine Voraussetzung ist, um am Leben zu bleiben und Hunger im Allgemeinen nicht gut für den Körper und Geist ist, doch bewusstes Hungern für eine begrenzte Zeit ist tatsächlich viel gesünder, sowohl körperlich und geistig. Der Schlüssel dazu ist das schnelle oder periodische Fasten. Das bringt uns zum zweiten Wort des Begriffs, der "intermittierend" ist. Um die Vorteile des Fastens und die gewünschte gesundheitliche Wirkung zu erhalten, ist es wichtig, intermittierend zu fasten und nicht für lange Zeiträume wie z. B. für Tage oder Wochen. Hier sind die wichtigsten gesundheitlichen Vorteile von intermittierendem Fasten:

Beschleunigter Fettabbau

Abnehmen ist nicht unbedingt eine großartige Sache, vor allem, wenn Sie das falsche Gewicht verlieren. "Ja wirklich?" Es gibt eine richtige Art von Gewichtsverlust? Ja, den gibt und sie heißt Fettabbau! Viele Menschen verwechseln Gewichtsverlust mit Fettabbau, weshalb so viele ungesunde schnelle Gewichtsverlust-Diäten - a.k.a. Crash-Diäten - weiterhin im Internet und darüber hinaus so weit verbreitet sind. Obwohl es stimmt, dass viele Crash-Diäten eine Person wirklich dazu bringen können, 5 Kilo oder mehr pro Woche zu verlieren, ist es doch erwähnenswert, dass das meiste verlorene Gewicht von der Art ist, die man nicht verlieren will: **Wasser und Muskelmasse**.

Intermittierendes Fasten hilft Ihnen, die richtige Art von Gewicht in einem schnellen aber gesunden Tempo zu verlieren - Körperfett. Glauben Sie mir, auch wenn Sie nur höchstens 1 Kilo pro Woche verlieren (die etablierte gesunde Gewichtsverlust-Rate), 4 Kilo Körperfett in einem Monat (bei 4 Wochen pro Monat), werden Sie im Vergleich zu 8 Kilo in einem Monat deutlich schlanker aussehen, weil dieser Verlust hauptsächlich aus Wasser und Muskeln besteht. Warum die Notwendigkeit, so viel Muskelmasse wie möglich zu erhalten? Je mehr Muskelmasse Sie haben, desto schneller ist Ihr Stoffwechsel. Dieser hat die Fähigkeit, Kalorien und gespeichertes Körperfett zu verbrennen. Wenn Sie hauptsächlich Körperfett und minimale Muskelmasse verlieren, ändert sich Ihr Metabolismus kaum und Sie verbrennen größtenteils Körperfett! Intermittierendes Fasten beschleunigt den Stoffwechsel, indem es die Produktion von fettverbrennenden Hormonen wie Noradrenalin erhöht und gleichzeitig die Insulinproduktion minimiert. Es wurde in Studien gezeigt, dass im Durchschnitt intermittierendes Fasten - wenn es richtig gemacht wird - Ihrem Körper helfen kann, bis zu 14 % mehr Kalorien und Körperfett zu verbrennen. Insbesondere eine Überprüfung eines bestimmten Teils der wissenschaftlichen Literatur im Jahr 2014 zeigte, dass intermittierendes Fasten innerhalb von 24 Wochen dazu beitragen kann, dass Menschen bis zu 8 % ihres Gewichts verlieren, was für einen relativ kurzen Zeitraum als erhebliche Gewichtsabnahme angesehen werden kann. Stellen Sie sich vor, wenn Sie 100 Kilo wiegen, können Sie bis zu 8 Kilo in nur 6 Monaten oder weniger verlieren! In der gleichen Studie wurde auch festgestellt, dass die Personen, die an der Studie beteiligt waren, bis zu 7 % ihrer Taille verloren haben. Dies zeigt, dass der größte Gewichtsverlust, der erzielt wurde, Körperfett war. In einer anderen Studie wurde gezeigt, dass durch intermittierendes Fasten mehr Muskelmasse erhalten bleibt, im Vergleich zu kalorienreduzierten Diäten. Der Grund? Erinnern Sie sich daran, wie intermittierendes Fasten die Produktion von fettverbrennenden Hormonen erhöht, während fettspeichernde Hormone minimiert werden? Jetzt wissen Sie, warum. Wegen seiner Fähigkeit, Ihren Kalorienverbrauch zu erhöhen und Ihren Stoffwechsel zu verbessern, kann intermittierendes Fasten Ihnen helfen, Ihren Gewichtsverlust, Körperfettabbau, und Ihre Ziele zu erreichen.

Minimierung des Typ-2-Diabetes

Eine der weltweit am meisten verbreiteten Gesundheitsepidemien ist Diabetes. In vielen Ländern der Welt, besonders in wohlhabenden Ländern oder in der Ersten Welt, entwickelt sich Diabetes zu einer der tödlichsten Krankheiten, mit denen Regierungen zu kämpfen haben. Dieser medizinische Zustand ist in erster Linie das Ergebnis einer erhöhten Insulinresistenz (geringe Insulinsensitivität), die den Blutzuckerspiegel einer Person konstant hoch und chronisch macht. Umgekehrt gilt, je niedriger die Insulinresistenz einer Person (hohe Sensitivität) ist, desto niedriger ist normalerweise ihr Blutzucker. Wie bereits erwähnt, kann intermittierendes

Fasten helfen, die Produktion von Insulin zu minimieren. In mehreren Studien wurde geschätzt, dass intermittierendes Fasten den Insulinspiegel um bis zu 31 % senken kann. In diesem Zusammenhang wurde auch basierend auf Studien geschätzt, dass intermittierendes Fasten dazu beitragen kann, den Blutzuckerspiegel um bis zu 6 % zu senken. Durch die Verbesserung der Insulinsensitivität (Verringerung der Insulinresistenz) und Senkung des Blutzuckerspiegels kann intermittierendes Fasten dazu beitragen, das Risiko zu minimieren Typ-2-Diabetes zu bekommen. Dieser Vorteil ist jedoch eher für Männer als für Frauen anwendbar. Eine Studie zeigte, dass der Blutzuckerspiegel von Frauen im Durchschnitt während eines 3-wöchigen intermittierenden Fastenprotokolls anstieg.

Verbesserte kardiovaskuläre Gesundheit

Heute sind der IS oder die syrische Armee nicht die größten Mörder der Welt. Es sind Herz-Kreislauf-Erkrankungen. Und es gibt Gesundheitsmarker oder Risikofaktoren, die helfen können, das Risiko von Herzerkrankungen zu bestimmen. Einer der Vorteile des intermittierenden Fastens ist die Verringerung einiger dieser Marker oder Risikofaktoren, zu denen erhöhte Cholesterinwerte, Bluthochdruck, Blutzuckerspiegel, Triglyzeridspiegel und Marker für Entzündungen gehören. Ich sage "wahrscheinlich", weil diese Vorteile hauptsächlich bei Tieren beobachtet wurden, was bedeutet, dass mehr Studien - beim Menschen - über die kardiovaskulären Vorteile von intermittierendem Fasten durchgeführt werden müssen. Nichtsdestoweniger ist die Wahrscheinlichkeit, dass solche Vorteile auch für den Menschen gelten, hoch, wenn man bedenkt, dass die meisten wissenschaftlichen Tests zu möglichen Auswirkungen von Drogen und anderen Dingen zuerst an Tieren getestet werden. Und oft geben die positiven Testergebnisse den Forschern und Wissenschaftlern das Signal, solche Dinge am Menschen anzuwenden.

Verbesserte zelluläre Wiederherstellung

Ein Prozess, der für die Zellreparatur entscheidend ist, ist die Entfernung von Abfall aus den Zellen, also. Autophagie. Dies beinhaltet den Stoffwechsel von dysfunktionalen oder gebrochenen Proteinen, die sich im Laufe der Zeit in den Zellen ansammeln können. Eine erhöhte Autophagie kann helfen, mehr solcher gebrochenen oder dysfunktionalen Proteine zu metabolisieren oder zu entfernen und folglich die zelluläre Reparaturfunktion des Körpers zu verbessern. Intermittierendes Fasten kann Ihrem Körper helfen, eine erhöhte Autophagie zu erreichen und dabei Ihrem Körper helfen, Zellen viel besser zu reparieren.

Zelluläre Gen- und hormonelle Veränderungen

Wenn Sie längere Zeit nichts gegessen haben, passieren mehrere wichtige hormonelle Veränderungen. Dazu gehört - wie bereits erwähnt - eine vermehrte Produktion des fettverbrennenden Hormons Norepinephrin und eine Senkung des Insulinspiegels. Wie bereits erwähnt, beinhaltet es auch eine erhöhte Autophagie, die zu einer besseren Reparatur der Zellen führt.

Eine andere hormonelle Veränderung, die während des Fastens intermittierend auftreten kann, ist eine erhöhte Produktion von menschlichen Wachstumshormonen, die Ihnen helfen können, mehr Muskeln aufzubauen oder sogar während einer Diät die Muskelmasse zu erhalten. Abgesehen davon, dass Sie viel fitter aussehen, hilft Ihnen mehr Muskelmasse, stärker zu werden.

Reduzierte Werte von oxidativem Stress und Entzündung

Der häufigste Grund für vorzeitige Alterung und für die meisten chronischen und degenerativen Erkrankungen ist heute oxidativer Stress. Warum? Weil es Ihren Körper trifft, wo es am wichtigsten ist - auf Zellebene! Oxidativer Stress beinhaltet die Reaktion von freien Radikalen oder instabilen Molekülen auf die entscheidenden Moleküle des Körpers wie Protein und DNA. Und solche Reaktionen sind nicht gut - sie sind schädlich und gefährlich!

Es wurde in wissenschaftlichen Studien nachgewiesen, dass intermittierendes Fasten die wohltuende Fähigkeit hat, dem Körper zu helfen, seine Fähigkeit, oxidativen Stress abzuwehren oder zu bekämpfen, zu stärken. Einige Studien haben auch gezeigt, dass intermittierendes Fasten auch einen anderen Hauptfaktor für viele chronische Krankheiten verringern kann: **Entzündung.** Daher ist intermittierendes Fasten eine der besten Möglichkeiten, das Altern zu verlangsamen und die Risiken für viele der heutigen chronischen und degenerativen Krankheiten zu reduzieren.

Besseres Management von Krebs

Einige Studien, wenn auch an Tieren durchgeführt, haben gezeigt, dass intermittierendes Fasten helfen kann, Risiken für bestimmte Krebsarten durch verbesserte Stoffwechselprozesse zu reduzieren. Bei Studien an Menschen erwies sich intermittierendes Fasten als hilfreich bei der Minimierung der Nebenwirkungen einer Chemotherapie.

Optimaler Geist

Oft ist es so: Was für den Körper im Allgemeinen vorteilhaft ist, ist auch vorteilhaft für das Gehirn. Besserer Metabolismus, substantielle Verbesserungen der Insulin- und Blutzuckerwerte, Reduktion von oxidativem Stress und reduzierte Entzündungen können alle zu optimalen kognitiven und mentalen Leistungen sowie der allgemeinen Gehirngesundheit beitragen. Tierstudien haben gezeigt, dass intermittierendes Fasten dabei helfen kann, neue Nervenzellen zu züchten, die für eine optimale geistige Leistungsfähigkeit und Gehirngesundheit entscheidend sind.

Laut einer Studie, wird während des Fastens, die Produktion von Gehirn-abgeleiteten neurotropen Faktor (BDNF) stimuliert, ein wichtiges Hormon, das dazu beitragen kann, Risiken für psychische Probleme wie Depression unter anderem zu reduzieren. Und schließlich kann intermittierendes Fasten auch dazu beitragen, die schädlichen Auswirkungen von Schlaganfällen auf das Gehirn zu minimieren.

Geringeres Risiko für Alzheimer-Krankheit

Eine der häufigsten neurodegenerativen Erkrankungen der Welt ist die Alzheimer-Krankheit. Gegenwärtig gibt es noch immer kein bekanntes Heilmittel gegen Alzheimer, trotz wissenschaftlicher Durchbrüche, die uns näher an die Entdeckung eines solchen Mittels heranführen. An diesem Punkt ist die beste Medizin immer noch Prävention. Während Studien, die signifikante Erkenntnisse über die Rolle von intermittierendem Fasten bei der Senkung des Risikos für Alzheimer ergeben haben, an Tieren durchgeführt wurden, bedeutet dies nicht, dass durch intermittierendes Fasten die Anti-Alzheimer-Vorteile nicht auf den Menschen anwendbar sind. Denken Sie daran, dass die meisten wissenschaftlichen Durchbrüche im medizinischen Bereich zuerst bei Tieren validiert wurden, bevor dies bei Menschen der Fall war. Daher kann es sein, dass intermittierendes Fasten dazu beitragen kann, das Risiko für Alzheimer und sogar für Parkinson und Huntington zu reduzieren. Und obwohl es bis heute keine signifikanten Studien über Menschen gibt, die die Rolle des intermittierenden Fastens im Kampf gegen Alzheimer bestätigen, gibt es Berichte, dass Alzheimer-Patienten nach dem Fasten für eine kurze Zeit als Interventionsmethode viel bessere Symptome haben.

Allgemein längeres Leben

Schließlich werden allgemeine Verbesserungen der allgemeinen Gesundheit die Lebenserwartung verbessern. Da intermittierendes Fasten helfen kann, die oben genannten wichtigen Vorteile für Gesundheit und Fitness zu erzielen, ist es sehr wahrscheinlich, dass die Einbeziehung von intermittierendem Fasten als Teil eines allgemein gesunden Lebensstils dazu beitragen kann, das Leben zu verlängern.

In den nächsten Kapiteln werden wir uns die beliebtesten Möglichkeiten ansehen, wie intermittierendes Fasten überall auf der Welt durchgeführt wird, die üblicherweise als Protokolle bezeichnet werden. Jedes Protokoll hat seine eigenen einzigartigen Vorteile, die Ihnen helfen können, zeitweiliges Fasten in Ihren Lebensstil zu integrieren, unabhängig von Ihren persönlichen Umständen.

Kapitel 2: Das Lean-Gain-Protokoll

Dies gilt als eines der weltweit populärsten Protokolle für das schnelle Fasten. Der Befürworter dieses Protokolls ist Martin Berkhan. Das Lean-Gains-Protokoll ist ideal für Sie, wenn Sie gerne die Gewichte im Fitness-Studio stemmen und definiert sein wollen, also Muskeln aufbauen und Körperfett verlieren.

Wie es funktioniert

Wenn Sie ein Mann sind, müssen Sie jeden Tag 16 Stunden fasten und wenn Sie eine Frau sind, müssen Sie täglich für eine kürzere Zeit fasten - 14 Stunden. Die restlichen 8 (Männer) bis 10 (Frauen) Stunden werden Ihr Fütterungs- oder Essensfenster sein. Sie gehen während Ihrer 14- bis 16-stündigen täglichen Fastenzeit nicht völlig ohne Nahrung aus. Während dieser Zeit kann man immer noch etwas essen, jedoch nur kalorienfrei. Trinken (am besten Wasser oder andere kalorienfreie Getränke) ist ebenfalls erlaubt. Ganz oben auf der Liste steht natürlich Wasser! Andere annehmbare Alternativen schließen kalorienfreie Limonaden und Kaugummis, ungesüßten schwarzen Kaffee (oder gesüßt mit einem kalorienfreien Süßstoff wie Stevia) und Tee ein. Wann sollten Sie mit dem Fasten anfangen und für wie lange? Es hängt von Ihnen ab, aber die beste Zeit wäre, wenn es für Sie am wenigsten schwierig ist, zu fasten.

Für die meisten Menschen ist ihre ideale Fastenzeit in der Nacht - es ist einfacher, im Schlaf zu fasten - bis zum späten Morgen. Für solche Menschen ist der späte Morgen normalerweise 6 Stunden nach dem Aufwachen. Wenn Sie die Art von Person sind, die die meiste Zeit sehr hektisch unterwegs ist, kann das Timing Ihres Essensfensters, so sein, dass es den stressigsten oder hektischsten Zeiten Ihrer Tage entspricht und Ihnen die notwendige Energie zur Verfügung stellt, wenn Sie sie es am meisten brauchen. Und wenn Sie Ihre Fastenzeit zu Ihren ruhigsten Zeiten planen, können Sie flexibel bleiben. Abgesehen von den Zeiten, in denen Sie essen dürfen und nicht essen dürfen, sollten Sie darauf achten, was Sie essen dürfen und was nicht. Insbesondere müssen Sie diejenigen Arten von Lebensmitteln berücksichtigen, die optimal für Ihre regelmäßigen Trainingseinheiten im Fitnessstudio sind. An den Tagen, an denen Sie ins Fitnessstudio gehen, brauchen Sie mehr Kohlenhydrate als Treibstoff und weniger Fettkalorien. Aber an Tagen, an denen Sie nicht ins Fitnessstudio gehen, sind mehr fette Kalorien als Kohlenhydrate besser. Warum? Fettkalorien sind sättigender, daher Füllender, was dazu beitragen kann, dass Sie sich länger satt fühlen und Ihr Verlangen oder Hunger während Ihres Fastenzeitfensters reduzieren. Aber unabhängig davon, ob Sie ins Fitnessstudio gehen oder nicht, müssen Sie sicherstellen, dass Sie ausreichend Protein gegen Muskelabbau oder zum Muskelaufbau bereitstellen. Unabhängig von der Art der Kalorien, die Sie essen, ist es wichtig, ganze und unverarbeitete Lebensmittel zu essen. Ab und zu gibt es keine Nachteile für verarbeitete Produkte wie einen Ersatz-Shake oder einen Müsliriegel, vor allem, wenn Sie nach einer schnellen Lösung suchen.

Stellen Sie nur sicher, dass das Essen von verarbeiteten Lebensmitteln die Ausnahme und nicht die Norm ist. Wie bei allen guten Dingen hat dieses Protokoll seine eigenen Vor- und Nachteile. Lassen Sie uns zuerst über den Vorteil sprechen, der da ist, dass es keine Aufregung über die Häufigkeit von Mahlzeiten geben wird. Ob Sie alles in einer Mahlzeit oder in 20 Mahlzeiten essen, spielt keine Rolle, solange Sie nur in Ihrem vorgesehenen Essensfenster essen. Für viele Menschen ist der Spielraum, wie oft sie an einem bestimmten Tag essen dürfen, ein großer Segen, der es ihnen erlaubt, das intermittierendem Fasten durchzuführen.

Kapitel 3: Das Eat-Stop-Eat-Protokoll

Dieses intermittierende Fastenprotokoll wurde von einem Mann namens Brad Pilon erstellt. Wenn Sie die Art von Person sind, die bereits richtig und gesund isst, dann könnte dies das Protokoll für Sie sein. Im Vergleich zu einigen der relativ extremen Ernährungsprotokolle war das Eat-Stop-Eat-Protokoll hauptsächlich auf Mäßigung ausgerichtet. Was meine ich damit? Hier kann man so ziemlich alles essen, was man mag, solange man nur moderate Mengen davon isst. Also, wenn Sie ein Stück Pizza essen wollen, dann machen Sie das! Stellen Sie nur sicher, dass es nur bei einem Stück bleibt und Sie den Rest nicht essen.

Wie es funktioniert

Bei der Eat-Stop-Eat-Methode müssen Sie nicht jeden Tag fasten. Sie müssen es höchstens zweimal wöchentlich für jeweils 24 Stunden tun. Und während dieser 24-Stunden-Fastenzeiten dürfen Sie nichts essen, aber Sie können frei jedes Getränk trinken, solange es keine Kalorien hat, z. B. Wasser und grünen Tee. Wenn Ihre Fastenzeit vorbei ist, kehren Sie einfach zu Ihrem üblichen Essprogramm zurück. Sie haben auch die Freiheit, das Timing Ihres wöchentlichen Fastens zu wählen. Das bedeutet, dass Sie Ihre Fast- oder Fastenzeiten an Tagen planen können, an denen Sie am wenigsten Schwierigkeiten haben, 24 Stunden lang zu fasten. Für manche Leute sind es die Wochenenden, während für andere die am arbeitsintensivsten Tage sind, sodass sie kaum merken, dass sie hungrig sind.

Es liegt wirklich an Ihnen. Wie bereits erwähnt, geht es bei diesem Protokoll nur um Moderation. Als solches zielt es darauf ab, Ihren Kalorienverbrauch zu reduzieren, indem Sie Ihre Mahlzeithäufigkeit für die ganze Woche reduzieren und z. B. 1 oder 2 Tage pro Woche nicht zu essen. Auf diese Weise reduzieren Sie versehentlich Ihre wöchentliche Kalorienzufuhr auf dem Weg zum Fettabbau. Regelmäßige Bewegung ist ein weiterer wichtiger Teil dieses Protokolls. Gewichtheben oder Krafttraining ist das Beste, was Sie tun können. Warum? Durch das Training minimieren Sie den Muskelabbau und verstärken den Fettabbau. Und wie ich bereits erwähnt habe, ist Muskelmasse einer der wichtigsten Faktoren, die bestimmen, wie viel Kalorien Ihr Körper regelmäßig verbrennen kann und wie viel Körperfett Sie während einer Diät verlieren können.

Vor- und Nachteile

Wenn es um das Eat-Stop-Eat-Protokoll geht, ist sein größter Vorteil Flexibilität. Warum? Dies liegt daran, dass Sie mit diesem Protokoll klein anfangen und zunächst kleine, dann aber immer größere Schritte in Richtung vollständige Implementierung unternehmen können. Sie können so lange wie möglich während des ersten oder zweiten Tages fasten und die Dauer Ihres Fastens allmählich erhöhen, während Ihr Körper entsprechend reagiert. Brad Pilon - der Urheber und Hauptbefürworter des Protokolls - tritt dafür ein, dass Sie das Protokoll an dem möglicherweise aktivsten Tag Ihrer Woche oder an einem Tag, an dem Sie keine sozialen Verpflichtungen eingehen müssen (Minimierung der Versuchung zu essen), durchführen.

Wenn Sie das Protokoll an einem Tag beginnen, der durch mindestens eine der beiden Bedingungen gekennzeichnet ist, können Sie möglicherweise Ihre Gedanken zu sehr darauf konzentrieren, sich des Essens (oder dessen Fehlens) bewusst zu sein, die Versuchung zu minimieren, Ihr Fasten zu früh zu brechen , oder beides. Ein weiterer wichtiger Vorteil des Protokolls ist, dass es weder verbotene Nahrungsmittel noch die Pflicht gibt, Ihre Kalorien zu beobachten. Die Tatsache, dass Sie nicht streng überwachen müssen, was und wie viel Sie essen, macht es wesentlich weniger schwierig, dieses Protokoll im Vergleich zu vielen anderen intermittierenden Fastenmethoden zu implementieren. Dennoch ist es wichtig zu bedenken, dass dieses Protokoll kein Freifahrtschein ist, jeden Tag zu schlingen, als wäre es das Ende der Welt. Der Schlüssel - wie bei allem anderen auch - ist die Moderation. Essen Sie alles, was Sie wollen, aber denken Sie daran, es nicht zu übertreiben.

Was die Nachteile anbelangt, ist der einzige, der dem Eat-Stop-Eat-Protokoll zugeordnet ist, die Dauer des Fastens, die mindestens 24 Stunden beträgt. Ein- oder zweimal pro Woche 24 Stunden ohne Nahrung, können für die meisten Menschen immer noch eine große Herausforderung sein, besonders in den ersten Wochen der Umsetzung des Protokolls, wo Nebenwirkungen auftreten können. Dazu können Gereiztheit, Kopfschmerzen, Müdigkeit oder Angstzustände gehören, die nach den ersten Wochen allmählich verschwinden. Wenn Sie sich dafür entscheiden, dieses Protokoll zu implementieren, sollten Sie wissen, dass das 24-Stunden-Fasten sehr anspruchsvoll ist, auch wenn Sie Ihre Fastenzeit langsam erhöhen. Daher kann die Versuchung sehr stark sein, jedes Mal, wenn Sie das Fasten brechen, zu essen. Hier müssen stark bleiben und sicherstellen, dass Sie mäßig essen, wenn Sie Ihr Fasten unter diesem Protokoll brechen.

Kapitel 4: Das Protokoll der Kriegerdiät

Wie der Name schon sagt, verlangt dieses Protokoll, dass Sie wie ein "Krieger" essen. Und was bedeutet es, wie ein Krieger zu essen? Der Autor des Protokolls, Ori Hofmekler, glaubt, dass Krieger aus der Antike täglich nur eine große Mahlzeit zu sich nahmen, nämlich das Abendessen. Für den Rest der 24 Stunden fasteten diese Krieger.

Wie es funktioniert

Diese Art der Ernährung ist sehr einfach erklärt - essen Sie eine große Mahlzeit am Tag und das am Abend. Das ist es. Sehr einfach, nicht wahr? Aber warum sollten Sie Ihre große Mahlzeit am Abend planen, was im Gegensatz zu dem steht, was viele konventionelle Ernährungsexperten sagen? Denn nach Hofmekler sind Menschen durch genetische Gestaltung Nachtfresser. Angesichts dieser besonderen genetischen Veranlagung macht es nur Sinn, Ihre eine große Mahlzeit am Abend zu planen, damit Sie Ihren Körper optimal mit allen Nährstoffen versorgen können, die er benötigt. Hofmekler erklärt, dass der Grund dafür darin besteht, dass das parasympathische Nervensystem in der Lage ist, dem Körper zu helfen, sich zu entspannen, Nahrung zu verdauen, sich zu erholen und zu beruhigen, was für eine maximale Reparatur und Wachstum der Zellen förderlich ist. Darüber hinaus behauptet Hofmekler, dass das Essen nur einer großen Mahlzeit am Abend auch helfen kann, wichtige Hormone zu produzieren und folglich mehr Körperfett während des Tages zu verbrennen. Und wenn Sie dies tun, müssen Sie auch die Reihenfolge berücksichtigen, in der Sie bestimmte Arten von Lebensmitteln während Ihres 4-stündigen Essensfensters essen. Er empfiehlt, dass Sie zuerst Ihr Gemüse, Proteine als nächstes und Fette als letztes essen. Und wenn Sie trotz Ihrer einzigen großen Mahlzeit immer noch hungrig sind, können Sie mehr Kohlenhydrate essen. Aus der Perspektive des Krieger-Diät-Protokolls geht es beim Fasten darum, unter dem Durchschnitt zu hungern. Dies kann Ihnen dabei helfen, Ihre Energie zu steigern, die Fettverbrennung zu optimieren und die mentale Wachheit während des Fastens zu erhöhen, indem Sie die Flucht- oder Kampfreaktion Ihres sympathischen Nervensystems erhöhen oder verstärken.

Vor- und Nachteile

Der Hauptvorteil des Krieger-Diät-Protokolls ist, dass es technisch gesehen nicht aufwendig ist, da es Ihnen erlaubt, während Ihrer täglichen 20-stündigen Fastenzeit kleine Portionen von rohem Gemüse, Früchte, Proteine und Säfte zu essen. Dies kann es für Sie viel einfacher machen, es konsequent zu implementieren und langfristig dabei zu bleiben. Andere berichteten von signifikante Verbesserungen des Energieniveaus und der Fähigkeit, Körperfett zu verbrennen. Da Sie auf Gemüse, mageres Eiweiß und gutes Nahrungsfett beschränkt sind und Sie nur abends essen können, kann es schwierig sein, an den meisten gesellschaftlichen Veranstaltungen teilzunehmen, während Sie die strikte Durchführung des Protokolls einhalten. Ein weiterer potenzieller Nachteil, besonders am Anfang, ist die Schwierigkeit, in einer Mahlzeit fast alle Ihre täglichen kalorischen Bedürfnisse am Abend zu essen. Dies kann ausgeprägter sein, wenn man bedenkt, dass die meisten Menschen daran gewöhnt sind, den größten Teil ihres täglichen Nahrungsbedarfs während des Tages zu essen. Aber mit der Zeit kann dies weniger herausfordernd sein, wenn Sie sich allmählich an das abendliche Essen gewöhnen.

Kapitel 5: Das Alternate-Day –Protokoll

Dieses Protokoll wurde von Dr. James Johnson erstellt. Im Vergleich zu den anderen intermittierenden Fastenprotokollen kann die Alternate-Day-Diät als eines der einfacheren zu implementierenden Protokolle angesehen werden. Bei diesem Protokoll fasten Sie an jeden zweiten Tag. Z. B essen Sie an Ihren Fastentagen sehr wenig und die Tage dazwischen normal.

Wie es funktioniert

Doch was bedeutet sehr wenig essen? Denn wir müssen ehrlich sein, der Begriff bedeutet für verschiedene Menschen unterschiedliche Dinge. Für einen Shaquille O'Neal, der 7 Fuß 1 Zoll groß ist und 324 Pfund wiegt, kann der Begriff "sehr wenig" bereits als Buffet für Jesaja Thomas betrachtet werden, der nur 5 Fuß 9 Zoll steht und nur etwas über 185 Pfund wiegt. Für die Zwecke dieses Protokolls bedeutet "sehr wenig", nur 20% Ihres täglichen Kalorienbedarfs oder -verbrauchs zu erhalten. Also, wenn Sie in der Regel 2.500 Kalorien pro Tag konsumieren, verbrauchen Sie nur 500 Kalorien an Ihren Fastentagen. Der Einfachheit halber schlägt Dr. Johnson vor, an den Tagen, an denen Sie fasten, Mahlzeitenersatz-Shakes zu trinken. Solche Shakes können über den ganzen Tag leicht konsumiert werden und sie können eine Menge Nährstoffe erhalten. Aber Dr. Johnson empfiehlt es, nicht zu Gewohnheit zu machen. Er sagt, dass man nach den ersten zwei Wochen, nachdem man das Protokoll begonnen hat, in den Fastenzeiten wieder echte Vollwertkost essen sollte. Und denken Sie daran, wie wir über das regelmäßige Gewichtheben als Teil der Krieger Diät Protokoll erwähnt haben. Gewichtheben ist auch ein wichtiger Teil des Alternate Day-Protokolls. Aus diesem Grund ist die beste Zeit, um Ihr Training zu planen, an den Tagen, an denen Sie nicht fasten. Dies wird Ihnen helfen, Ihre Workouts maximal zu trainieren und das Beste daraus zu machen.

Vor- und Nachteile

Das Alternate-Day-Protokoll ist eines, das hauptsächlich darauf ausgerichtet ist, Ihnen zu helfen, die gesunde Art des Gewichts zu verlieren, das Körperfett. Wenn Sie in Bezug auf Gewicht mehr Körperfett als Wasser oder Muskelmasse verlieren, werden Sie nicht nur fit aussehen, sondern sich auch fit fühlen. Sie werden auch viel gesünder sein. Basierend auf Dr. Johnsons Website können Sie bis zu einem Kilo pro Woche verlieren, was von den meisten Gesundheits- und Fitness-Experten als sicheres Gewichtsverlust-Tempo angesehen wird.

Ein weiterer Vorteil dieses Protokolls ist seine relative Einfachheit. Keine Kalorien zählen oder aufpassen müssen, was Sie essen. Es ist eine Belastung weniger für Ihren Geist. Aber seine relative Einfachheit kann auch ein Nachteil darin sein, dass Sie Ihre Kalorien jeden zweiten Tag auf nur 20 % Ihres üblichen Kalorienbedarfs reduzieren, was zu viel sein kann, wenn Sie nicht daran gewöhnt sind, zu fasten.Während es einfach sein kann, praktisch jeden Tag den ganzen Tag nichts zu essen, ist es für manche nicht die einfachste Sache auf der Welt. Außerdem ist das Risiko höher, eine Essattacke an den normalen Tagen zu bekommen.

Kapitel 6: Das Fat-Loss-Forever-Protokoll

Dieses intermittierende Fastenprotokoll wurde von Dan Go und John Romaniello entwickelt. In diesem Protokoll wird das Beste es aus den Protokollen Lean Gains, Eat-Stop-Eat und Warrior Diät zu einem vereint. Betrachten Sie es als eine Packung 3-in-1-Kaffee, nur, dass es intermittierendes Fasten ist. Zwei seiner Hauptmerkmale sind eine push-und-pull-Beziehung oder auch Himmel und Hölle. Einen Tag lang in der Woche können Sie Cheat-Mahlzeiten (Himmel) zu sich nehmen, gefolgt von einem 36-Stunden-Fasten (Hölle). Die 5 anderen Tage werden dann nach Ihren Wünschen auf die 3 verschiedenen Protokolle aufgeteilt.

Die Ersteller des Protokolls schlägt vor, dass Sie Ihre längste Fastenzeit an den Tagen planen, an denen Sie am meisten aktiv sind. Warum? So ist Ihr Geist zu beschäftigt, um über den Hunger nachzudenken oder ihn zu bemerken, der sich in Ihren Magen zusammenbraut. Sie können den Plan des Protokolls auf der Website von Dan und John kaufen und kostenlose Trainingsprogramme (Übungen mit Körpergewicht und freiem Gewicht) erhalten, die Ihnen dabei helfen können, das Beste aus Ihren Bemühungen um gesunden Gewichtsverlust (Fettabbau) herauszuholen.

Vor- und Nachteile

Sein wichtigstes Pro ist, dass der 7-tägige Zyklus für das Fasten Ihren Körper an das Fasten gewöhnen lässt und so eine Struktur bekommt. Als Ergebnis können Sie die Fettverbrennung und Muskelaufbauergebnisse des Protokolls und Ihres Trainingsprogramms maximieren. Mit dem Fat-Loss-Forever-Protokoll können Sie schnell strukturiert, kontrolliert und effektiv fasten. Sein Nachteil? Nun, es ist ähnlich wie bei anderen Protokollen, dass nach dem längsten Fasten der Woche, also 36 Stunden, die Versuchung, im Vergleich zu den anderen Protokollen eine Essattacke zu bekommen, sehr hoch ist, da man länger fastet. Ein weiterer potenzieller Nachteil des Protokolls - zumindest auf den ersten Blick - ist, dass es sehr verwirrend oder schwierig sein kann, es streng zu befolgen. Warum? Es ist wegen seiner strengen aber sehr unterschiedlichen Zeitpläne während des 7-Tage-Zyklus. Denken Sie daran, dass Sie fünf Tage lang die drei oben erwähnten Protokolle durchführen werden, die Sie daran hindern, einen Rhythmus oder ein Muster festzulegen. Aber wenn Sie mit dem Protokoll so fortfahren, werden Sie sich irgendwann daran gewöhnen.

Das 5: 2-Protokoll, das auch als Fast Diät bezeichnet wird, ist heutzutage eines der beliebtesten, wenn nicht sogar das beliebteste der intermittierenden Fastenprotokolle.

Wie es funktioniert

Bei diesem Protokoll vom britischen Journalisten und Doktor Michael Mosley wird 2 Tage in der Woche gefastet und an den anderen 5 Tagen nicht. Jetzt fragen Sie sich vielleicht, funktioniert die Eat-Stop-Eat-Methode nicht genau so?

Oberflächlich betrachtet scheint es so. Aber eigentlich ist dem nicht so. Zum einen können Sie nur einen Tag während der Woche mit dem Eat-Stop-Eat-Protokoll fasten, während Sie unter dem 5: 2-Protokoll zwei Tage lang fasten. Ein weiterer wichtiger Unterschied ist, dass Sie während der 2 Fastentage unter dem 5: 2-Protokoll essen können, während Sie bei der Eat-Stop-Eat-Methode nur kalorienfreie Getränke während des Fastens genießen dürfen. Wenn man von Kalorien spricht, darf man als Frau insgesamt 500 Kalorien konsumieren und 600 Kalorien, wenn man ein Mann ist. Es gibt keine "Regeln", Sie dürfen essen, was Sie wollen und wann Sie wollen.

Zum Beispiel:

- Drei (3) Mini-Mahlzeiten, eins jeweils beim Frühstück, Mittag- und Abendessen
- Zwei (2) kleinere Mahlzeiten, normalerweise zum Mittag- und Abendessen. Denken Sie daran, dass die einzige Regel hier ist, die Kalorienaufnahme an den Fastentagen auf maximal 600 und 500 Kalorien zu begrenzen, wenn Sie ein Mann oder eine Frau sind. Daher sollten Sie Ihre Kalorien sinnvoll über den Tag hinweg verteilen.

Während es unter diesem Protokoll keine "richtigen" oder "falschen" Nahrungsmittel gibt, gibt es weise und unkluge Entscheidungen.

Nahrungsmittel, die reich an Ballaststoffen und Protein sind, sind in der Regel weise Entscheidungen, da diese Ihnen helfen, sich länger satt zu fühlen und Hungerattacken deutlich reduzieren können. Im Gegenzug können diese Ihnen helfen, Ihre Kalorien innerhalb des Tageslimits zu halten. Eine andere weise Nahrungsmittelwahl sind Suppen, die von den vollständigen Nahrungsmittelbestandteilen gemacht werden. Damit sind nicht Instant-Suppen gemeint. Sie sind weder gut für Ihre Gesundheit noch für Ihre Taille. Die einzige andere Regel, die Sie im Rahmen dieses Protokolls befolgen müssen, ist, sicherzustellen, dass mindestens 1 normaler Ess-Tag zwischen Ihren 2 Tagen Fastens liegt. Viele Menschen, die dieses Protokoll befolgen, planen ihre Fastenzeit jeden Montag und Donnerstag, essen 3 kleine Mahlzeiten an jedem dieser Tage und essen dann normal für die verbleibenden Tage. Apropos normales Essen, bitte verwechseln Sie es nicht mit „essen Sie so viel, wie Sie können". Essen Sie die gleiche Menge, wie Sie es normalerweise tun würden, wenn Sie nicht fasten.

Vor- und Nachteile

Einer der Vorteile dieses Protokolls ist, dass es sich nicht wirklich wie eine Diät anfühlt, weil es eher ein Essmuster als eine "Diät" ist. Sie bekommen an den Fastentagen nicht nur kleine Portionen zu essen, sondern es sind auch nur 2 Tage pro Woche, Sie haben auch keine Einschränkungen hinsichtlich der Art der Nahrung. Daher ist es für viele Menschen einfacher, dieses Protokoll durchzuführen, als die meisten anderen intermittierenden Fasten-Protokolle oder Gewichtsverlust Diäten. Der einzige Nachteil dieses Protokolls aus meiner Sicht ist, dass Sie nicht so viel Gewicht verlieren werden wie bei den anderen Protokollen, da es in Bezug auf Kalorienverbrauch milder ist. Ihre Fastentage sind eher Tage mit "schwerer Kalorieneinschränkung" als Tage ohne Essen. Aber wenn Sie der Meinung sind, dass Sie nicht ambitioniert genug sind, um bei den anderen härteren Protokollen mehr Gewicht zu verlieren, ist es in Ordnung. Jedem das Seine und wenn dieses Protokoll am besten zu Ihnen passt, dann gehen Sie unbedingt darauf ein.

Kapitel 8: Das Spontan-Fasten-Protokoll

Das letzte Protokoll, das wir betrachten werden, ist das, was ich als intermittierendes Fasten Lite betrachten würde, weil es das einfachste aller Protokolle ist.

Wie es funktioniert

Wie der Name schon sagt, gibt es keine Regeln, wann Sie fasten werden. Fasten unter diesem Protokoll ist so ähnlich wie Filme auf Netflix anzuschauen. Hier müssen Sie sich nicht an eine bestimmte Struktur einhalten, um zeitweise fasten zu können. Überspringen Sie einfach hin und wieder die Mahlzeiten, besonders wenn Sie noch nicht hungrig sind oder so viel zu tun haben, dass Sie es sich nicht leisten können, zu essen. Stellen Sie nur sicher, dass Sie nahrhafte und gesunde Mahlzeiten essen, wenn Sie sich entscheiden, zu essen. Kurz gesagt, ist das spontane Fasten-Protokoll eine organischere Methode des Fastens mit Unterbrechungen, indem es eine oder zwei Mahlzeiten täglich überspringt, wenn es Ihnen gerade passt.

Vor- und Nachteile

Offensichtlich ist hier der größte Vorteil der Mangel an Struktur. Sie können Ihre Mahlzeiten zu den günstigsten Zeiten des Tages überspringen und es gibt keine verbotenen Lebensmittel. Daher gibt es wirklich keinen Grund dafür, dass Sie nicht mit Unterbrechungen fasten könnten, außer einem: Sie wollen es nicht wirklich machen. Doch sein größter Vorteil kann auch sein größter Nachteil sein. Einige Menschen brauchen Struktur, um Dinge zu erledigen und wenn Sie solch eine Person sind, kann die fehlende Struktur dieser Diät es schwierig für Sie machen, es erfolgreich umzusetzen. Ein weiterer Nachteil dieses intermittierenden Fastenprotokolls ist, dass es am einfachsten ist, wenn es am leichtesten ist, kann es auch nur die geringsten positiven Ergebnisse erzielen, insbesondere wenn es um gesunde Gewichtsabnahme geht. Eine gesunde Gewichtsabnahme funktioniert immer über eine Kalorienreduktion und in einem konsistenten Zustand von einem Kaloriendefizit, d. h. weniger Kalorien aufnehmen als verbraucht oder auch verbrannt werden. Ein Protokoll, das nicht auf konsistentem Aufwand zur signifikanten Reduzierung von Kalorien basiert, ist eines, der Sie vor optimalem Gewichts- oder Fettverlust bewahrt. Entweder verlieren Sie wesentlich mehr Gewicht als bei anderen Protokollen oder Sie verlieren im Vergleich zu den anderen Protokollen signifikant weniger Gewicht für einen bestimmten Zeitraum. Dies ist der Kompromiss zwischen Zweckmäßigkeit und Ergebnissen.

Kapitel 9: Muskeln - Das Geheimnis, um Lean zu werden und zu bleiben

Wenn es um gesunden Gewichtsverlust (Körperfett) geht, ist die Ernährung oder die Diät nur ein Teil der Gleichung. Ein weiterer wichtiger Aspekt - vielleicht ein noch wichtiger - ist der Stoffwechsel oder die Rate, mit der Ihr Körper Kalorien oder Körperfett verbrennen kann. Je höher Ihr Stoffwechsel ist, desto mehr Kalorien oder Körperfett kann Ihr Körper verbrennen. So ist ein schneller Stoffwechsel gekoppelt mit Kalorienreduktion ein potenter Doppelschlag gegen Körperfett. Und wenn es um den Stoffwechsel geht, ist einer der wichtigsten Faktoren, die es beeinflussen, die Menge an Muskelmasse, die Ihr Körper hat. Warum ist das so? Von all Ihren Körperzellen sind Muskeln die metabolisch aktivsten, sie benötigen für die normale Funktion die meisten Kalorien. Daraus folgt, dass, je mehr Muskelmasse Sie haben, desto schneller Ihr Stoffwechsel sein kann und folglich verlangsamt sich der Stoffwechsel, wenn Ihre Muskelmasse reduziert ist. Wenn es darum geht, die Muskelmasse während des Fastens zu erhalten oder sogar zu erhöhen, gibt es viele "leidenschaftliche" Diskussionen. Viele, die den konventionellen Standpunkt vertreten, sagen, dass eine starke kalorische Restriktion - wie es beim Fasten der Fall ist - zum Muskelabbau und damit zum Muskelabbau führt. Aber wie wahr sind Aussagen wie diese? Um diese Frage zu beantworten, müssen wir zwei Dinge berücksichtigen. Erstens die Art der Kalorien, die Sie verbrauchen. Das zweite ist der Zeitpunkt des Verbrauchs. Die folgenden praktischen Tipps helfen Ihnen, diese zwei Faktoren so zu behandeln, dass Sie die Muskelmasse auch während des Fastens halten oder sogar erhöhen können.

Frühstück

Ob als Mittel, um Ihr Fasten zu brechen oder als einen Weg, um es zu beginnen, zielen Sie darauf ab, etwas am Morgen nach Ihren gewählten Fastenzeitplan zu essen. Wenn Sie sich entscheiden, nachts zu fasten, dann brechen Sie Ihr Fasten am Tag mit einem - entschuldigen Sie das Wortspiel - kleinen Frühstück, um Ihren Tag auf einer energischen Note zu starten. Wenn Sie sich entscheiden, während des Tages zu fasten, tun Sie dasselbe, d. h., essen Sie ein kleines Frühstück kurz bevor Ihre Fastenzeit beginnt, um auch hier den Tag etwas energetisiert zu beginnen. Aber in Anbetracht dessen, dass Sie einen optimalen Stoffwechsel durch Muskelmasse erhalten möchten, muss der Aufbau oder die Aufrechterhaltung der Muskelmasse Ihr Hauptaugenmerk oder Ihre Priorität sein. Und ob Sie sich dafür entscheiden, tagsüber oder während der ganzen Nacht zu fasten, ein guter Weg, um Ihre Muskeln gut genährt und vorbereitet für Wachstum oder Pflege zu halten, besteht darin, etwas zu essen, sobald Sie aufwachen.

Also, was ist das beste Essen am Morgen für optimale Muskelerhaltung oder Wachstum? So viel wie möglich zu essen, nehmen Sie dafür Proteine, die langsam zu verdauen sind wie Käse, rotes Fleisch und Eier. Warum? Nicht nur, dass Sie sich länger gesättigt fühlen, versorgen Sie Ihre Muskeln mit den wichtigsten Bausteinen für Wachstum oder Erhaltung - Protein. Und abgesehen von Protein profitieren Sie auch davon, Kohlenhydrate zu sich zu nehmen, da dies Ihre mentale und körperliche Leistungsfähigkeit während des Tages unterstützen kann. Wenn es um das Timing Ihrer Fastenzeit geht, gibt es nur einen signifikanten Unterschied, nämlich die Möglichkeit, Ihren Kalorienverbrauch zu verteilen. Wenn Sie am Abend fasten, können Sie Ihren Kalorienverbrauch über den gesamten Bereich Ihres Essensfensters verteilen, weil Sie wach sind. Wenn Sie sich dafür entscheiden, tagsüber zu fasten, können Sie Ihre Gesamtkalorien für den 24-Stunden-Zeitraum nur in einer großen Mahlzeit am Abend essen. Es sei denn, Sie möchten mitten in der Nacht aufwachen, um Ihren täglichen Kalorienverbrauch über mehrere Mahlzeiten zu verteilen.

Planen Sie Ihre Workouts später am Tag

Bevor Sie die Gewichte stemmen oder Körpergewichtsübungen wie Plyometrics oder Calisthenics durchführen, ist es von größter Bedeutung, dass Sie in der Lage sind, eine signifikante Menge an Kalorien zu sich zu nehmen, um Ihre Übungen gut auszuführen und vor Erschöpfung nicht ohnmächtig zu werden. Und wenn Sie dann später am Tag in die Sporthalle gehen oder Calisthenics oder Plyometrics machen, können Sie dies tun, unabhängig davon, ob Sie sich für den Tag oder die Nacht entscheiden. Wenn Sie tagsüber Fasten, das spät am Nachmittag oder am frühen Abend beendet, sagen wir um 18 Uhr, wird es Ihnen gut tun, Ihre Trainingseinheiten später am Abend zu planen, nachdem Sie die Chance bekommen haben, etwas zu essen. Abgesehen von genug Energie, Training später am Abend erhöht Ihre Chancen auf die Maschinen, auf die Sie Lust haben, weil die meisten Menschen mit ihren Workouts durch sind, und Sie weniger Konkurrenz für die Fitnessgeräte haben. Wenn Sie nachts fasten, ist es am besten, spät am Nachmittag oder am frühen Abend zu trainieren. Wenn Sie also um 5 oder 6 Uhr nachmittags fasten, ist Ihre beste Trainingszeit um 16 bzw. 17 Uhr. Dies gibt Ihnen die Möglichkeit, Ihre letzten Kalorien vor und unmittelbar nach Ihrem Training kurz vor Beginn Ihrer Fastenzeit einzunehmen. Sie können sich denken, warum Sie nicht mitten am Tag trainieren sollten? Es ist keine gute Idee, besonders wenn Sie tagsüber fasten, weil Sie nicht die Möglichkeit haben, genug Kalorien für ein sinnvolles Training zu bekommen. Wenn Sie morgens trainieren, wird es zu mühsam sein, besonders wenn Sie einen Tagesjob haben.

Nach dem Training essen

Schließlich sollten Sie Ihr Bestes tun, um den Verzehr des Großteils Ihrer täglichen Kalorien unmittelbar nach Ihrem Training zu planen. Warum? Es ist aufgrund dessen, was als das 2-Stunden-goldene Post-Workout-Fenster bezeichnet wird oder auch Anaboles Zeitfenster, in dem die Fähigkeit Ihres Körpers, sich zu erholen und Muskeln aufzubauen, durch unmittelbare Nährstoffe nach dem Training maximiert werden kann. Und noch wichtiger ist, dass die Chancen des Körpers, all diese zusätzlichen Kalorien aus den Mahlzeiten nach dem Training zu speichern, in diesem goldenen Fenster am niedrigsten sind, weil Ihr Körper, insbesondere Ihre Muskeln, all das Protein zum Wiederaufbau und all die Kohlenhydrate, die es bekommen kann, benötigt um seine Glykogenspeicher schnell wieder aufzufüllen, also ist der Primärbrennstoff. Und zu viel zu essen, bevor Sie trainieren, erhöht Ihre Chancen, sich während des Trainings lethargisch und träge zu fühlen.

Kapitel 10: Praktische Tipps für den intermittierenden Fasten-Erfolg

Machen Sie keinen Fehler, intermittierendes Fasten ist eine der effektivsten Methoden, um in die beste Form Ihres Lebens zu kommen und Ihre Gesundheit zu verbessern. Es ist jedoch nicht etwas, das für jeden funktioniert. Kein One-Size-Works-For-All-Ding. Für manche Menschen kann intermittierendes Fasten sogar gesundheitsschädlich sein, wenn sie vorbestehende chronische Krankheiten, medizinische Probleme oder spezielle Ernährungs-bedürfnisse haben. Wenn Sie einer von ihnen sind, sollten Sie zuerst Ihren Arzt konsultieren, um zu sehen, ob intermittierendes Fasten nicht schädlich für Sie sein wird, wenn Sie an Ihrem Gesundheitszustand oder besonderen Ernährungs-bedürfnissen leiden.

Unter der Annahme, dass Sie im Allgemeinen gesund sind und keine besonderen Ernährungsbedürfnisse haben, müssen Sie sehr empfindlich auf die Signale reagieren, die Ihr Körper geben kann, wenn Sie sich dafür entscheiden, mit Unterbrechungen zu fasten. Sie müssen in der Lage sein, zu spüren, ob es Ihrem Körper gut dabei geht, um Hilfe zu rufen und angemessene medizinische Hilfe zu bekommen, oder wenn er sich gerade darüber beschwert, wie unangenehm intermittierendes Fasten in den ersten Wochen ist. Die meisten Leute betrachten intermittierendes Fasten nicht als "normal" und deswegen wird es wirklich einige Zeit brauchen, um sich an den Lebensstil anzupassen.

Und für Frauen können die schwankenden Hormonspiegel es schwieriger machen, mit einem intermittierenden Fasten-protokoll zu beginnen und zu bleiben als für Männer. Wenn es um intermittierendes Fasten geht, sollten Sie vorsichtiger sein, indem Sie am Anfang vorsichtig sind und allmählich von kurzen Fastenzeiten zu viel längeren Zeiten übergehen. Wenn Sie sich trotz Ihrer besten Bemühungen und einige Wochen in dem Lebensstil immer noch sehr unangenehm fühlen, ist es keine Schande zu akzeptieren, dass intermittierendes Fasten nichts für

Sie ist und dass andere Ernährungsansätze Ihr Ding sein können. Um Ihre Chancen auf einen erfolgreichen Wechsel auf den intermittierenden Fasten-Lebensstil zu maximieren, sollten Sie die folgenden praktischen Tipps für den Beginn des Lebensstils beachten.

Wasser

Während Sie sich in einer Phase des Fastens befinden, ist eines der wichtigsten - wenn nicht das Wichtigste - das Wasser, das Sie benötigen. Leider sind viele Menschen, die in dem intermittierenden Fasten-Lebensstil sind, häufig dehydriert. Und es ist schlecht für Sie, wenn Sie während eines intermittierenden Fastenprotokolls häufig dehydriert sind. Warum? Ihr Körper besteht hauptsächlich aus Wasser. Ja, bis zu 70 % Ihres Körpers bestehen aus dem Zeug und als solches können substantielle Tropfen in Ihren Körperflüssigkeiten subtile aber wesentliche Auswirkungen auf Ihre Zellen und Nerven haben, die eine optimale mentale und physische Leistungsfähigkeit behindern können. Chronische Dehydration kann auch unter anderem für anfällig für Schwindel, Verstopfung, trockene Haut und Müdigkeit sein.

Und wenn Sie fasten, sollten Sie reines Wasser für die Hydration trinken, weil alles andere hohe Mengen an Zucker und versteckten Kalorien enthalten kann, auch wenn die Etiketten "zuckerfrei" oder "null Kalorien" sagen. Ein weiterer Grund, warum Sie genug Wasser für gesunde Gewichtsabnahme trinken müssen, während Sie fasten, unabhängig von Ihrem gewählten Protokoll, ist, dass es Ihnen hilft, sich länger voll zu fühlen. Deshalb ist es auch während der Nacht wichtig, dass Sie immer noch ein oder zwei Gläser Wasser trinken, besonders wenn Sie fasten. Es hilft Ihnen, Hungerschmerzen zu minimieren. Wie viel Wasser ist genug Wasser? Es ist am besten, mehr als 8 Gläser täglich trinken, da Sie mit Unterbrechungen fasten und, noch wichtiger, wenn Sie regelmäßig trainieren. Und stellen Sie sicher, dass Sie Ihr Wasser über mehrere Getränke verteilt den ganzen Tag und Nacht über zu sich nehmen, statt nur ein oder zwei Getränke. Glauben Sie mir, Ihren täglichen Wasserbedarf in nur einer oder zwei Portionen zu trinken kann sehr unangenehm sein, wenn Sie das regelmäßig zu tun. Während das Trinken von sehr kaltem Wasser sehr erfrischend ist, besonders an heißen Tagen oder Nächten, ist es besser, wenn Sie Zimmertemperatur oder leicht kaltes Wasser trinken. Warum? Weil sehr kaltes Wasser Kontraktion in Ihren Blutgefäßen anregen und Verdauungs-störungen verursachen kann. Die Lebensmittel, die Sie in Ihrem Essensfenster essen, können sich ebenfalls auf Ihren Flüssigkeitshaushalt auswirken.

Eines der Lebensmittel, die Sie minimieren oder ganz vermeiden sollten, sind scharfe, weil sie dazu neigen, Sie durstiger zu machen. Salz ist eine Zutat, die Sie deutlich durstiger als sonst machen kann, also halten Sie Ihren Verzehr von sehr salzigen Lebensmitteln auf ein Minimum. Und wenn Sie sehr salzige Nahrung essen, achten Sie darauf, Ihre Wasseraufnahme zu erhöhen, um den relativ starken Geschmack zu verringern. Sie können Ihre Chancen auf ausreichende Hydratation durch den Verzehr von Obst und Gemüse, die faserig und mit Wasser geladen sind, erhöhen. Nebenbei hilft es auch Ihnen, sich länger satt fühlen.

Und wenn Sie ein oder zwei Gläser Fruchtsäfte genießen möchten, gehen Sie nicht auf kommerziell verfügbare, egal wie viele Hersteller behaupten, sie seien "ganz natürlich". Die Wahrheit ist, im Handel erhältliche Fruchtsäfte sind mit Zucker beladen, sodass die beste Art ist, frisch gepressten Fruchtsaft zu trinken. Auf diese Weise können Sie 100 % sicher sein, dass das, was Sie trinken, keinen übermäßigen Zucker oder andere schädliche Inhaltsstoffe enthält.

Planen Sie Ihre Fastenzeit

Das Timing Ihrer Fastenzeiten kann ein wichtiger Faktor sein, wenn es darum geht, intermittierendes Fasten lang genug zu machen, um seine Vorteile zu erfahren. Dies kann noch entscheidender sein, wenn Sie den Fettverlust durch regelmäßige Trainingseinheiten im Fitnessstudio maximieren möchten. Die meisten Menschen, die Fasten, haben Tagesjobs und andere große Aufgaben, um die sie sich kümmern müssen. Deshalb ist für Sie die Wahl des optimalen Zeitpunkts für ihre Fastenphasen von zentraler Bedeutung. Deshalb neigen die meisten Menschen dazu, ihre Fastenzeiten über den ganzen Abend und bis zum Morgen zu planen. Dadurch sind sie in der Lage, zu essen, wenn sie es am meisten brauchen, nämlich tagsüber, wenn der Energieverbrauch am niedrigsten ist. Wenn Sie also ernsthaft in Betracht ziehen, in den intermittierenden Fasten-Lebensstil einzutauchen, sollten Sie erwägen, Ihr Fasten am Abend zu bestimmen, wo das Risiko, Ihr Fasten vorzeitig zu brechen, am niedrigsten ist.

Krafttraining

Sie sollten unbedingt Gewichte heben, wenn Sie wirklich Körperfett verbrennen möchten, es wird Sie gesund und fit aussehen lassen. Deshalb empfehle ich Gewichtheben oder Widerstandsübungen, einschließlich Calisthenics und Plyometrics als die primäre Form der regelmäßigen Übung. Und wieder ist der Grund dafür, dass Widerstandsübungen oder Gewichtheben am besten für sowohl Fettverbrennung und Muskelaufbau sind. Ich habe Freunde gesehen, die nur ohne Sport abgenommen haben und wenn sie an Gewicht verloren haben, sahen sie aus, als würden sie ernsthaft krank sein. Während sie abnahmen, sahen sie nicht fit aus. Sie sahen schwach und gebrechlich aus, weil der größte Teil ihres Gewichtsverlusts Wasser und Schlimmeres war, Muskelmasse. Vergleichen wir es mit meinen Freunden und mir, die etwas an Gewicht verloren haben, aber überhaupt nicht fit aussahen.

Wie ist das möglich, obwohl ich nicht so viel "Gewicht" wie meine reinen Diät-Freunde verloren habe? Das lag daran, dass ich, während ich viel Körperfett verloren habe, auch gleichzeitig Muskelmasse aufgebaut habe. Deshalb sehe ich auch fitter und stärker aus, obwohl ich weniger Gewicht verloren haben. Und wenn es um Widerstands- oder Kraftübungen geht, denken Sie bitte nicht, dass Sie Kraftheber oder Bodybuilder sein müssen oder Ihr anstrengendes Training durchführen müssen. Diese Jungs und Mädels sind extrem und die Chancen stehen gut, dass Ihr Körper nicht damit umgehen kann. Alles, was Sie tun müssen, ist, grundlegende Compound-Lifts wie Kreuzheben, Bankdrücken und Kniebeugen mit genügend Gewicht durchzuführen. Machen Sie 3 Sätze von je 8 Wiederholungen für jede Gewichtheben-Übung für optimales Muskeltraining. Meine Empfehlung an dieser Stelle ist, nach HFT (Hoch Frequenz Training) zu trainieren. Wenn Sie keinen Zugang zu einem Fitnessstudio oder einer Reihe von Gewichten haben, können Sie stattdessen Körpergewichtsübungen wie Plyometrics und Calisthenics durchführen. Ihr Körper ist ein gutes Gewicht, mit dem Sie arbeiten können. Beginnen Sie mit der Anzahl der Wiederholungen, die Sie für jede Übung ausführen können, und bauen Sie nach und nach bis zu 12 Wiederholungen pro Satz auf, wobei mindestens 2 Sätze pro Übung erforderlich sind.

Kapitel 11: Top-Fehler, die zu vermeiden sind

Dinge richtig zu machen, ist nur die halbe Miete. Die andere Hälfte ist, die Fehler zu vermeiden, die Ihren Erfolg zunichtemachen können, insbesondere die entscheidenden. Und wenn es um intermittierendes Fasten für Gewichtsverlust, Gesundheit und Energie geht, ist es dasselbe. Deshalb werden wir in diesem letzten Kapitel die Top-Fehler diskutieren, die Sie davon abhalten können, bei zeitweiligem Fasten Erfolg zu haben und wie Sie diese vermeiden können.

Die falschen Lebensmittel essen

Viele Leute, die behaupten, die Richtlinien und Protokolle des intermittierenden Fastens treu erfüllt zu haben, haben aber nicht die entsprechenden Ergebnisse. Warum ist das so, wenn man bedenkt, dass sie Berichten zufolge an ihren Fasten- und Essensfenstern eingehalten haben? Wenn Sie sie fragen, was sie normalerweise während ihrer Essenszeit essen, würden Sie schockiert sein, ihre Antworten zu hören: Sie essen hauptsächlich verarbeitete und ungesunde Nahrungsmittel. Es gibt ein Sprichwort: Müll rein, Müll raus. Wenn es darum geht, in große Form und Gesundheit zu kommen, ist nichts anderes so wahr. Was Sie essen, wird letztendlich bestimmen, wie Sie aussehen und sich fühlen. Kein intermittierendes Fastenprotokoll wird jemals für Sie funktionieren, wenn Sie nur Mist essen. Ja, es gibt ein paar sehr talentierte Leute, die von diesem Fluch des Müll-Essen-Müll-Körpers ausgenommen scheinen. Und das sind die wenigen Ausnahmen von der Regel.

Nehmen Sie also bitte nicht für eine Sekunde an, dass Sie einer von ihnen sind. Es sei denn, es gibt zwingende Beweise dafür, dass Sie es sind. Sie sollten sehr sorgfältig bei der Auswahl der Lebensmittel sein, die Sie regelmäßig essen, und Sie sollten Ihre Ernährung nicht dem Zufall überlassen. Wie sieht es also aus, gesund zu essen? Zum einen bedeutet gesundes Essen, dass hauptsächlich ganze oder "natürliche" Nahrungsmittel gegessen werden. Nahrungsmittel, die so nah wie möglich an ihrem ursprünglichen Zuständen sind. Je weiter ein Nahrungsmittel verarbeitet wird, je weiter es von seiner ursprünglichen Form entfernt ist, desto mehr ungesunde Bestandteile wurden hinzugefügt, von denen viele nicht nur Fett halten, sondern Sie auch auf lange Sicht krankmachen.

Wie sehen ganze Nahrungsmittel aus? Gegrilltes Hähnchen, Steak und Schweinekoteletts sind natürliche oder Vollwertkost, da sie sich nicht von ihrer ursprünglichen Form verändert haben. Auf der anderen Seite sind Burger, Hotdogs und Chicken Nuggets einige der besten Beispiele für verarbeitete Lebensmittel, deren Verbrauch Sie für Gesundheits- und Fitnesszwecke minimieren müssen. Andere Beispiele für stark verarbeitete Lebensmittel sind Bagels, Donuts, Kekse ... und die Liste geht weiter! Eine andere Art von Lebensmitteln, die Sie minimieren oder sogar ganz vermeiden müssen, sind mit Zucker gefüllte Speisen und Getränke. Nicht nur dass sie eine hohe Kaloriendichte haben, also eine Menge Kalorien für wenig Volumen, auch setzen Sie sich einem Risiko für langsamen Stoffwechsel und Diabetes aus. Halten Sie sich an reines Wasser, grünen Tee oder ungesüßten Kaffee für Getränke und Obst, Gemüse und braunen Reis für Kohlenhydrate statt.

So viel Freizeit

Es gibt ein Sprichwort, dass untätige Hände die Werkstatt des Teufels sind. In einem praktischen Sinn ist es wahr, denn wenn Sie so viel Zeit auf Ihren Händen haben, werden Sie dazu neigen, sie mit allem zu füllen, was in Reichweite ist. Weil die Menschen nicht dazu da sind, nichts zu tun - wir werden immer etwas suchen, um unsere Zeit zu füllen. Und oft ist der nächstliegende oder bequemste Weg, um freie Zeit zu füllen, durch sitzende Aktivitäten und Essen. Schlimmer noch, Schrott und verarbeitete Lebensmittel sind die bequemsten Arten. Eine der besten Möglichkeiten, Ihre Risiken zu minimieren, um in diese Falle zu geraten, besteht darin, Ihr intermittierendes Fasten an einem Tag zu beginnen, von dem Sie annehmen, dass es sehr aktiv wird. Wenn Sie das tun, wird Ihr Geist zu sehr mit all den Dingen beschäftigt sein, die Sie tun müssen, bis zu dem Punkt, dass es sich nicht mehr der wesentlichen Veränderungen der Ernährung bewusst ist. Wenn Sie Ihre intermittierende Fastenreise an einem faulen Tag zu Hause beginnen, ist das Risiko, das Fasten vorzeitig am ersten Tag zu brechen, hoch, weil die meiste, wenn nicht die ganze Aufmerksamkeit auf nichts anderes als Ihren Hunger gerichtet ist.

Überdosierung von Stimulanzien

Beim Koffein wurde wissenschaftlich nachgewiesen, dass es hilft, die körperliche und geistige Leistungsfähigkeit zu optimieren, indem es unter anderem Ihre Herzfrequenz erhöht und Sie sich wach fühlen. Infolgedessen kann es Ihnen auch helfen, mehr Körperfett zu verbrennen, wenn Sie intermittierend fasten. Aber obwohl es eine großartige Sache sein kann, können alle guten oder großartigen Dinge schädlich sein, sobald sie übermäßig eingenommen werden. Eine Tasse oder zwei ungesüßten schwarzen Kaffee oder grünen Tee kann sehr hilfreich sein während des Tages, aber 3 oder mehr regelmäßig zu trinken, ist nicht sehr hilfreich. Aufgrund seiner säurehaltigen Natur kann das Trinken von übermäßigem Koffein dazu führen, dass Sie sich viel hungriger fühlen, als Sie wirklich sind, und es Ihnen wirklich schwermachen, auf Ihrem Fasten zu bleiben. Zu viel Koffein wird Ihnen auch Ihre Nachtruhe rauben, was noch wichtiger ist, wenn Sie mit Unterbrechungen fasten. Mangel an gutem Schlaf werden Sie fühlen, Sie werden sich schwach, träge und trübe während des Tages fühlen, was alles erheblich Ihr Risiko für Überkompensation erhöht - Sie haben es richtig geraten - Essen! Als gute allgemeine Richtlinie sollte Ihre letzte Tasse spätestens um 3 Uhr nachmittags sein. Das sollte Ihrem Körper genug Zeit geben, um das Koffein aus Ihrem System auszuspülen, damit Sie einen guten Schlaf bekommen.

Ziele setzen, die zu hoch sind

Eine andere Möglichkeit, dass Sie scheitern können, bevor Sie mit dem intermittierenden Fasten beginnen, besteht darin, sich unrealistische Ziele für Ihr Fasten zu setzen. Wenn Sie das tun, werden Sie scheitern. Wenn es darum geht, persönliche Ziele zu erreichen, sollten Sie kleinere, realistischere Ziele setzen, die sich auf Ihre wichtigsten konzentrieren. Aber diese Ziele müssen auch herausfordernd sein. Warum? Wenn sie nicht herausfordernd sind, bedeutet das für Sie nichts, und das bedeutet, dass Sie nicht ermutigt werden, nach den nächsthöheren Zielen zu streben. Wenn Sie kleinere, realistische und herausfordernde Ziele setzen, können Sie kleine, aber große Siege erleben, die Ihr Selbstvertrauen stärken, größere Ziele zu erreichen. Wie sieht das für intermittierendes Fasten aus? Anstatt zu versuchen, 16 Stunden geradeaus zu fasten, sollten Sie als erstes Ziel eine Hauptmahlzeit pro Tag überspringen, Mittag- oder Abendessen. Wenn das zu groß für Sie ist, versuchen Sie zuerst, Snacks zu überspringen, bevor Sie zu den Hauptmahlzeiten gehen. Auf diese Weise schocken Sie Ihren Körper nicht. Und indem Sie allmählich die Dauer Ihrer Fastenzeiten erhöhen, bauen Sie Ihre Kapazität und Ihr Selbstvertrauen auf, um für wesentlich längere Zeiträume zu fasten. Ein anderes Beispiel ist Gewichtsverlust. Wenn Sie insgesamt 25 Kilo verlieren müssen, machen Sie es nicht zu Ihrem Ziel, 25 Kilo sofort zu verlieren. Beginnen Sie mit Ihrem Ziel, 5 Kilo über 2 Monate zuerst zu verlieren. Sobald Sie das geschafft haben, zielen Sie auf die nächsten 5 Kilo, und so weiter, bis Sie schließlich 25 Kilo erreichen.

Angst vor dem leeren Magen

Die größte Angst vieler Diätetiker, besonders derer, die den intermittierenden Fasten-Lebensstil annehmen wollen, ist die Angst, hungrig zu sein, als wäre es das Kind des Teufels. Hunger ist nichts anderes als ein anderer Teil des normalen täglichen Lebens und im Gegensatz zu dem, was viele Ernährungs- und Fitness-Gurus predigen, führt intermittierendes Fasten nicht zu Muskelschwund oder -verlust, wenn es richtig gemacht wird. Sie werden auch nicht nach 24 Stunden Fasten vorzeitig sterben, wenn Sie nicht schon seit 30 Tagen fasten! Wie bereits in Kapitel 1 erwähnt, kann es sinnvoll sein, durch richtige intermittierende Fastenprotokolle gezielt hungrig zu werden, was sich sehr positiv auf die Gesundheit und die allgemeine Fitness auswirken kann. Wenn intermittierendes Fasten ein sicherer Weg ist, um Ihre Muskeln zu schrumpfen und vor Hunger zu sterben, warum spielt regelmäßiges oder intermittierendes Fasten eine große Rolle im

Leben von Millionen von Menschen auf der ganzen Welt, die immer noch am Leben, wach, aufmerksam und begeistert sind? Kontinuierlich hungrig nach exzessiven Zeiträumen ist ungesund oder sogar geradezu gefährlich. Aber das ist nicht das intermittierende Fasten. Das Wort "intermittierend" bedeutet unter anderem sporadisch, unregelmäßig oder sprunghaft. Mit anderen Worten, intermittierend impliziert etwas, das nicht kontinuierlich oder langanhaltend ist. Es ist eine Stop-and-Go-Sache. Wenn Sie mit Unterbrechungen hungern, werden Sie nicht bis zum äußersten Verhungern gehen.

Übervorsichtig sein

Es gibt ein wichtiges Prinzip in der Finanzierung - insbesondere Investitionen - das auch auf intermittierendes Fasten angewendet werden kann. Wenn Sie höhere Erträge oder Gewinne erzielen möchten, müssen Sie höhere Risiken oder mehr Volatilität eingehen. Und nach Herrn Hofmekler (erinnern Sie sich an den Ruhm der Warrior-Diät?) ist Volatilität Ihr bester Freund, wenn es um effektives intermittierendes Fasten geht. Um den ganzen technischen Hokuspokus zu schneiden, behauptet Hofmekler, dass die Nährstoffe, die Sie zu sich nehmen oder einnehmen, noch vorteilhafter oder kraftvoller werden, wenn Ihr Körper sie nicht regelmäßig bekommt. Wenn Sie mit intermittierendem Fasten beginnen, brechen Sie tatsächlich das vorhersagbare Nährstoffverbrauchsmuster ab, an das Ihr Körper praktisch Ihr ganzes Leben lang gewöhnt ist. Und mit dieser Unberechenbarkeit kommen größere Ergebnisse. Wenn man "Hunger" in einem negativen Licht betrachtet, kann man übermäßig vorsichtig sein und es um jeden Preis vermeiden. Aber wie bei vielen Investitionen müssen Sie mutigere und risikoreichere Schritte einleiten, wenn Sie größere Renditen erzielen möchten. In diesem Fall müssen Sie einige Ihrer persönlichen Mauern ablegen, die Sie davon abhalten können, sporadisch zielgerichtet Hunger zu stillen. Wenn Sie das Risiko eingehen, absichtlich hungrig zu werden, brechen Sie das voraussehbare Essensmuster Ihres Körpers und erhöhen dabei signifikant die Ernährungsvorteile, die es aus den Lebensmitteln, die Sie essen, erhält.

Viel Lärm um Timelines

Kein Zweifel - die Dauer Ihres Fastens und wie Sie sie zeitlich festlegen, sind wichtige Aspekte des intermittierenden Fastens. Aber das bedeutet nicht, dass Sie vom Timing besessen sein sollten, denn wenn Sie es tun, kann es Sie nur stressen und Ihre Chancen, Ihre Fitness- und Gesundheitsziele durch intermittierendes Fasten zu erreichen, negieren oder mindern. Sie sollten es ernst nehmen, keinen Zweifel, aber Sie sollten es nicht übertreiben. Sie müssen auch lernen, sich zu entspannen. Wie können Sie also sagen, ob Sie von Zeitachsen besessen sind? Wenn Sie leicht über Fälle gestresst sind, in denen Sie nicht in der Lage sind, zu Ihren "richtigen" Zeiten zu fasten oder zu essen, dann sind Sie es wahrscheinlich. Während Sie Ihr Bestes tun sollten, um zu Ihren festgesetzten Fasten- und Fastenzeiten zu bleiben, entgleisen Minuten nach Minuten Ihre Bemühungen nicht, Körperfett zu verlieren und große Gesundheit zu erreichen.

Betrachten einzelner Komponenten anstelle des Gesamtbildes

Das Wort Synergie impliziert, dass das Ganze größer ist als die Summe seiner Teile. Was bedeutet das für den Laien? Mit Synergie ist 5 plus 5 gleich 15! Ohne Synergie oder mit der einfachen arithmetischen Methode ist 5 plus 5 nur 10, was die Summe seiner Teile ist. Wenn es um intermittierendes Fasten geht, sind die vorteilhaften Ergebnisse auf die synergistischen Wechselwirkungen der verschiedenen Aspekte zurückzuführen. Intermittierendes Fasten funktioniert nicht pro Aspekt oder Komponente - sie arbeiten als Team. Es ist ein ganzheitliches

Unterfangen. Konzentrieren Sie sich auf nur eine oder zwei Komponenten, z. B. Fasten, Fütterung oder Hydratation, Sie werden nicht sehr weit kommen. Sie können nur sehr enttäuscht sein, wenn Sie Ihre Ziele Gewichtsverlust und Gesundheit nicht erreichen und folglich die ganze Sache vergraben. Wenn Sie also intermittierend fasten, denken Sie immer daran, dass es um die Synergie zwischen den wichtigen Komponenten Fastenzeiten, Essenszeiten, Essenszeit, Qualität des Essens, Flüssigkeitszufuhr, ausreichend Schlaf, regelmäßige Bewegung und die Einbeziehung wichtiger Praktiken geht. Wenn Sie sich das Gesamtbild ansehen, werden Sie weniger von jeder Komponente besessen sein und erhöhen Ihre Chancen, dass Sie sich an Ihr gewähltes Protokoll halten und Ihre Ziele für Gewichtsverlust und Gesundheit erreichen.

Eine "Diät"-Perspektive

Intermittierende Fastenpraxis ist nicht nur eine "Diät", sondern ein Lebensstil. Was das bedeutet ist, dass es nicht etwas ist, das Sie nur für ein paar Wochen oder Monate ausprobieren, bevor Sie zu Ihren vorherigen Essgewohnheiten zurückzukehren. Es ist eine Lebensweise. Wenn Sie es aus einer so kurzfristigen Perspektive betrachten, begehen Sie zwei weitere Fehler, die Ihre Bemühungen zur Erreichung Ihres gewünschten Körpergewichts und Ihrer Gesundheit sabotieren können. Der erste dieser Fehler ist, dass Sie bis zum Äußersten gehen können, wenn Sie von zeitweiligem Fasten besser sind und das führt zur Vernachlässigung anderer wichtiger Bereiche Ihres Lebens unter anderem wie z.B. Familie, Freunde und Arbeit.

Dies kann dazu führen, dass Sie viele der größten Freuden des Lebens verpassen und wenn Sie dies tun, werden Sie eventuell intermittierendes Fasten dafür beschuldigen und es komplett aufgeben. Der zweite Fehler, den Sie begehen können, ist, indem Sie intermittierendes Fasten als eine Diät betrachten, statt eine gesunde Ernährung Lifestyle, und sie dadurch Essattacken bekommen, sobald Sie mit der Diät fertig sind. Und in den meisten Fällen neigen Menschen, die direkt nach einer erfolgreichen Diät essen, dazu, nicht nur das Gewicht, das sie verloren haben, wiederzugewinnen, sondern auch ihr früheres Gewicht zu erhöhen. Wenn Sie sich mit intermittierendem Fasten als Lebensstil beschäftigen, werden Sie unbeabsichtigt alle anderen wichtigen Aspekte eines gesunden Lebensstils berücksichtigen und Ihre Chancen erhöhen, nicht nur auf lange Sicht zu fasten, sondern auch Ihre Fitness- und Gesundheitsziele zu erreichen. Machen Sie kleine Schritte und bauen Sie sich allmählich ein Bezug auf das intermittierende Fasten Lebensstil. Dadurch erhöhen Sie Ihre Chancen, es erfolgreich in Ihren Lebensstil zu integrieren und es dort zu halten. Und natürlich erhöhen Sie Ihre Chancen auf die wichtigsten Vorteile - gesunde Gewichtsabnahme und gute Gesundheit. Hier ist Ihr Erfolg, mein Freund! Prost! Bitte hinterlassen Sie eine Rezension auf Amazon, wenn Sie dieses Buch hilfreich gefunden haben.!

Fazit

Wie Sie in diesem Buch erfahren haben, ist intermittierendes Fasten eine der besten Möglichkeiten, in eine gute Form und gute Gesundheit zu kommen. Sie lernten auch die verschiedenen Arten des Fastens mit Unterbrechungen - unter anderem Protokolle - und stellten fest, dass Sie unabhängig von Ihren persönlichen Umständen oder Ihrem Zeitplan diese als Teil Ihres gesamten Lebensstils integrieren können. Die einzige Ausnahme wäre, wenn Sie eine vorbestehende Erkrankung oder besondere Ernährungsbedürfnisse haben. Darüber hinaus kann intermittierendes Fasten ein nachhaltiger Ess-Lebensstil sein, der sehr zu einem erfüllten Leben beitragen kann. Aber Wissen ist nur die halbe Miete, um Gewicht zu verlieren und gute Gesundheit zu erreichen. Die andere Hälfte ist Aktion oder Anwendung von Wissen. Daher ermutige ich Sie dringend, das Gelernte in diesem Buch so schnell wie möglich anzuwenden. Und wie ich in einigen Kapiteln erwähnt habe, muss man nicht alles auf einmal anwenden. Machen Sie kleine Schritte und bauen Sie sich allmählich ein Bezug auf das intermittierende Fasten Lebensstil. Dadurch erhöhen Sie Ihre Chancen, es erfolgreich in Ihren Lebensstil zu integrieren und es dort zu halten. Und natürlich erhöhen Sie Ihre Chancen auf die wichtigsten Vorteile - gesunde Gewichtsabnahme und gute Gesundheit. Hier ist Ihr Erfolg, mein Freund! Prost! Bitte hinterlassen Sie eine Rezension auf Amazon, wenn Sie dieses Buch hilfreich gefunden haben.!

Bonus: VIDEOKURS UND FACEBOOK

Um Zugang zum online Videokurs zu bekommen, müssen Sie sich https://goo.gl/nSLMYP anmelden.

Nach der erfolgreichen Anmeldung haben Sie Zugang zum Kurs.

Wichtig: Schauen Sie sich die Videos über dem PC an, falls es mit dem Smartphone nicht klappt.

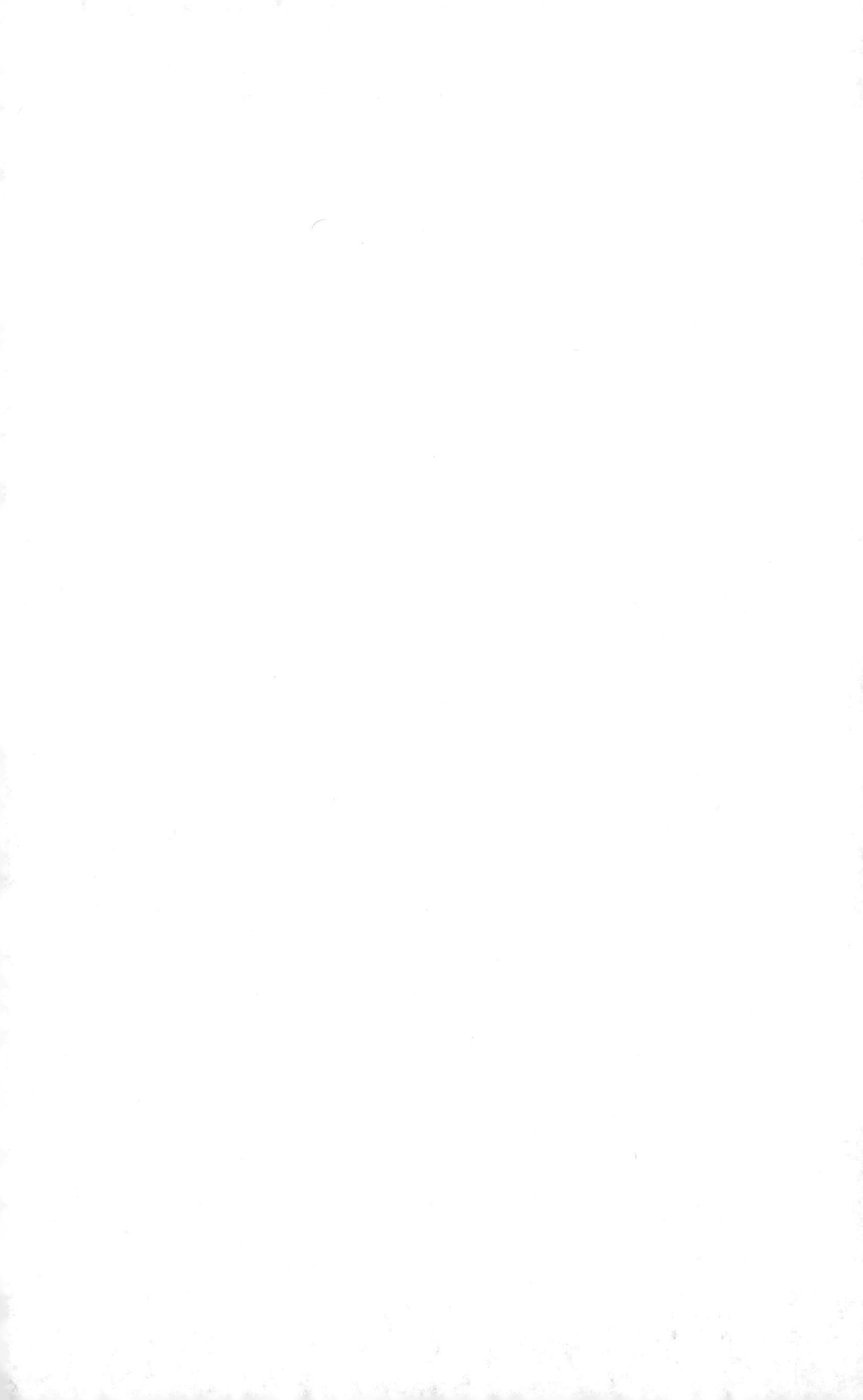